Dr Carl von Seidlitz

Dr. Arthur Schopenhauer vom medizinischen Standpunkte aus betrachtet

Dr Carl von Seidlitz

Dr. Arthur Schopenhauer vom medizinischen Standpunkte aus betrachtet

ISBN/EAN: 9783741172274

Manufactured in Europe, USA, Canada, Australia, Japa

Cover: Foto ©Lupo / pixelio.de

Manufactured and distributed by brebook publishing software (www.brebook.com)

Dr Carl von Seidlitz

Dr. Arthur Schopenhauer vom medizinischen Standpunkte aus betrachtet

Dr. Arthur Schopenhauer

vom medicinischen Standpuncte aus

betrachtet

von

Dr. Carl von Seidlitz

— ❧ —

Dorpat.
W. Gläsers Verlag.
—
1872.

Der

medicinischen Facultät

der

Universität zu Dorpat

bei

Verleihung des fünfzigjährigen Doctordiploms

am 16. December 1871

hochachtungsvoll gewidmet

vom Jubilar

Dr. Carl von Seidlitz.

Dr. Arthur Schopenhauer's Epoche machende Werke: „die Welt als Wille und Vorstellung", so wie seine „Parerga und Paralipomena" sind in Deutschland und auch bei uns, zu vorgeschobenen Posten deutscher Kultur, seit ein paar Decennien zu einer Bedeutung gelangt, welche, im Guten wie im Schlimmen, vielfach das richtige Maaß überschritten hat.

In einer correcten, von den Floskeln philosophischer Pedanterei gesäuberten Sprache boten sie den Lesern nicht sowohl ein System der Philosophie dar, als vielmehr eine Menge tiefdurchdachter Principien der Lebensweisheit und Lebenserfahrungen, die Jeder nach seiner Façon als Grundlagen des eigenen Systems zurechtlegen und mit den eignen Ideen und Anschauungen verbinden mochte. Dazu kam, daß das Hauptwerk mit den umfänglichen Nachträgen gegen eingewurzelte philosophische und theologische Vorurtheile eine scharfe Kritik ausübte, welche mit einer über alle Zweifeln erhabenen Zuversicht vorgetragen, aber auch mit groben Ausfällen gegen bisher gefeierte Gelehrte durchflochten war. Das regte hüben und drüben die Neugier an, sich den Autor und seine Lehren näher zu betrachten.

Schon bei seinen Lebzeiten ward manches verdammende Urtheil sowohl über seine Persönlichkeit, wie über seine Spekulationen ausgesprochen *). Bald nach seinem Tode wollte sein vieljähriger Freund, W. Gwinner in Frankfurt a. M., welcher auf den Grabstein des Verstorbenen nichts weiter setzen durfte, als den Namen: „Arthur Schopenhauer," durch eine liebevolle Darstellung des Charakters und Lebenslaufes des merkwürdigen Mannes dessen Schroffheiten und großen Verdienste um die Philosophie gegen einander ausgleichen, und schrieb eine kurze, gehaltvolle Biographie: „Arthur Schopenhauer, aus persönlichem Umgange dargestellt." Lpzg. 1862., wo er in der Einleitung Seite IX sagt: „Aus dem, was fahrende Literaten und Zeitungsschreiber zusammengetragen, unterstützt von dem Gewäsche neidischer Zunftkritik, ist allmälig ein Zerrbild in Umlauf gekommen, dem das Urbild gegenübergestellt

_____
*) Anhang Nr. 1.

werden muß, da~~~~ die Nachwelt die rechte Mitte herausfinden könne, sammt der M~~~.

Gw~~~er hatte bei diesen Worten zwei Literaten — Julius Fraue~~aedt und Ernst Lindner — im Auge, welche mit unermüd~~em Eifer Schopenhauer's Lehre bekannt zu machen und ihn, ~~ einzig lebenden Philosophen, auf dem Laufenden über seine Werke zu ~~alten bemüht gewesen waren. Mit übereilter Animosität griff er ~~e, bald nach seiner Biographie Schopenhauer's erschienene Biographie der beiden so eben genannten Männer an, weil sie in dem unten citirten Gesellschaftswerke *) einen größern Antheil an des Verewigten Freundschaft und eine bessere Einsicht in sein Leben und seine Philosophie gehabt zu haben behaupteten, und manche Auslassungen scharf rügten.

In dieser allzubissigen Antwort Gwinner's, einer Broschüre von 91 Seiten: „Schopenhauer und seine Freunde" Lpzg. 1863., drückt der Verfasser sich unter anderm so aus: „Sie (die Freunde) glaubten, als Kammerdiener des großen Mannes, diesen der Welt im Negligé vorführen zu müssen. Hätten sie dabei nur den nothwendigsten Anstand gewahrt! Aber nein, sie zeigen ihn in jeder Situation, nicht etwa nur im Schlafrock und Pantoffeln — sie decken seine Blößen auf, hängen seine schmutzige Wäsche aus und geben ihn dem Spotte seiner Feinde preis."

Jenes unsägliche Buch hatte trotz der warmen Bestrebungen, Schopenhauer's verunglimpfte Persönlichkeit zu vertheidigen, in der That auch nicht ermangelt, seinen Gegnern willkommenen Stoff zu liefern, die Moralität des Verstorbenen noch mehr als seine Lehre an den Pranger zu stellen**). Karl Gutzkow, der wegen früherer literärischer Zänkereien sein Mütchen an Frauenstaedt und Lindner, wie nicht weniger an Schopenhauer kühlen wollte, fiel in einer Weise über alle drei her, welche nur dadurch entschuldigt werden kann, daß der Verfasser des 9-bändigen Romans „die Ritter vom Geiste" selber im Geiste schon etwas verwirrt sein mochte. — Aber auch Gwinner sieht in den vertraulichen Briefen an die beiden, von Schopenhauer oftmals betitelten „Jünger, — Apostel — Evangelisten meiner Lehre": „eine schreckenerregende Fluth rücksichtsloser Ausfälle gegen eine Reihe noch lebender, mit Namen genannter, oder leicht zu errathender literärischer Persönlichkeiten, überall gehoben durch eine gleich imposante Macht von Ausbrüchen der Selbstverherrlichung."

Indeß liegt, wie so oft, in dem angerichteten Schaden auch das

*) Arthur Schopenhauer. Ein Wort der Vertheidigung von E. O. Lindner und Memorabilien, Briefe etc. von Julius Frauenstaedt. Berlin 1863. 672 Seiten.
**) Anhang Nr. 2.

Mittel zur Heilung des Uebels. Einbners und Frauenstaedts so-
genannte Indiscretionen haben uns kostbare Dokumente geliefert, auf
Grundlage welcher wir die Anschuldigungen gegen Schopenhauers
Persönlichkeit, wie gegen seine Ethik, vor ein neues Forum, nämlich
vor eine medicinische Jury bringen können. Die sorgfältige Prüfung der
Acten*) läßt mich hoffen, ihm vor diesen Richtern die Rechtswohlthat
mildernder Umstände zu verschaffen, durch den Beweis, daß seine ungemein scharfer Perception, wie zu intensiver Denkarbeit befähigte geistige Anlage auf einer angeerbten Bildung seines Gehirns beruhte, und
daher eine Seelenkrankheit hervorbringen konnte, die in der Psychiatrie
Größenwahn genannt wird — ein Uebel, das unerkannt, ja oft be-
wundert, einzelne Individuen wie ganze Stände und Nationen befangen
hält. Und daran litt Schopenhauer.

In dem Lebenslaufe dieses Mannes erkennen wir deutlich die drei
Stadien: Anlage, Vorläufer und Entwicklung des Leidens, so wie nach
der Crisis endlich das Stadium der Rückbildung, in welchem die Residuen der unvollkommenen Genesung, als extravagirende Misanthropie
und Pessimismus ihn bis zum Grabe begleiteten.

Erstes Stadium: Anlage.

Arthur Schopenhauer ist von Vaters Seite einer alten Danziger Familie entsprossen. Der Urgroßvater Andreas war ein Mann
voller Thatkraft und Entschiedenheit.

Der Großvater Friedrich brachte durch seine praktische Begabung in Handel und Wandel den Wohlstand der Familie auf's höchste.

Der Vater Heinrich Floris war gleichfalls ein gewandter Geschäfts-
mann. Obgleich Republikaner, so steckte doch der, den republikanischen
Patriziern eingeborene Hochmuth in ihm. Das Sprichwort: „es sei ein
Pfäfflein noch so klein ꝛc.“ läßt auf den Menschen in der republikani-
schen Gleichheits-Maßle mit nicht minderem Rechte sich anwenden. „Ein
Republikaner sei noch so klein, es steckt doch stets ein Tyrann darein.“
Die Schopenhauer'sche Familie besaß ein Wappen mit der Devise:
Point de bonheur sans liberté. Des Heinrich Floris Stellung in
der Gesellschaft und im Staate hatten in ihm „einen starken Sinn für
Recht und Freiheit entwickelt“ — wahrscheinlich die euphemistische Um-
schreibung des „Eigensinns, welcher mit furchtloser Offenheit seine Ansichten auszusprechen und mit rücksichtsloser Zähigkeit an seinem Willen zu halten“ gepaart war. Es lag ein Zug republikanischen Stolzes
darin, daß er die Aufforderung, welche Friedrich der Große 1773 ihm
persönlich machte, sich in Preußen niederzulassen, so wie den, ihm vom

---

*) Selbstverständlich liefern die beiden Biographen nebst den Memorabi-
lien, Briefen und Schriften das Material, welches ich mir zurechtgelegt habe.

Könige von Polen verliehenen Hofrathstitel von sich wies. Als 1793 bei der Theilung Polens Danzig an Preußen fiel, da zeigte er mit großem Eclat seinen Preußenhaß, indem er 24 Stunden, nachdem er die Gewißheit der preußischen Herrschaft erlangt hatte, trotz bedeutender Einbuße an seinem Vermögen, mit der Frau und dem fünfjährigen Sohne Arthur nach Hamburg sich, und dort sich niederließ. Mit zunehmender Taubheit ward er reizbarer und heftiger, und litt, wenn auch nicht an offenbaren Gemüthsstörungen, so doch an krankhaften Beängstigungen. Man bezeichnete ihn, seinem ruhigen, aber charakterfesten Vater gegenüber, als einen „excentrischen Menschen."

Diese Excentricität, welche sich noch in andern Begebenheiten kundgegeben haben mag — wie war sie in die bedächtig handelnde Kaufmannsfamilie gedrungen?

Darüber erhalten wir in Gwinner's aus den Memoiren der Johanna Schopenhauer geschöpften Notizen einen wichtigen Fingerzeig: des Heinrich Floris Mutter, Renata, hatte offenbar die Anlage zu einer Hirnkrankheit in die Familie gebracht. Sie gehörte einer angesehenen Familie, Saerman, an, und wird wohl von dem reichen Kaufherrn und Gutsbesitzer Friedrich Schopenhauer als gesundes Fräulein zur Ehefrau auserkoren gewesen seyn. Sie gebar aber einen Sohn Friedrich — und der war von Jugend auf blödsinnig. Ihr zweiter Sohn, Heinrich Floris, kam durchaus fehlerfrei 1747 zur Welt — war jedoch von Jugend auf in hohem Grade harthörig Da muß also bei beiden Knaben im Gehirne eine pathologische Verbildung vorhanden gewesen seyn, welche bei dem Erstgeborenen die correcte Entwicklung der geistigen Functionen behinderte, — bei dem zweiten Sohne bloß das Gehörorgan beeinträchtigte. Daß diese krankhafte Verbildung, welcher Art sie auch gewesen seyn mag, nicht von väterlicher Seite den Kindern vererbt worden ist, wird uns nun dadurch bewiesen, daß die Mutter, Renata, selber später in Geistesschwäche verfiel, und nach des Mannes Tode sogar, gleich wie der blödsinnige Sohn, unter Vormundschaft gestellt werden mußte.

Unzweifelhaft war bei der Mutter die Anlage zu einer Hirnzellen-Wucherung, die in Gehirn-Erweichung überging, vorhanden gewesen.

Wir haben da ein merkwürdiges Beispiel 1) von dem Gebundensein eines vererbten Merkmals, das erst spät im Leben bei der Inhaberin des Erbtheils zu Entwicklung kam; und 2) von der Möglichkeit, daß das latente Merkmal, noch bevor es bei der Mutter zur Entwicklung gekommen war, schon in die Keime der Nachkommenschaft gelegt werden konnte, und zwar mit der Neigung, rascher als bei der Erblasserin sich auszubilden.

Es darf uns nicht befremden, daß ein und derselbe krankhafte Zustand in dem Gehirne bei dem einen Knaben, Friedrich, die Functionirung des Organs bis zum Blödsinn niedergehalten hat, während er bei dem andern sie zu steigern vermochte, so daß Heinrich Floris, abgesehen von Schrullen, dennoch, wie Gwinner sagt, „ein ungewöhnlicher Mensch" ward. Die Metamorphose der Hirnzellen, der Wassansatz, die Strömung des Blutes durch die betroffene Partie, die Ausleitung der Innervation von dem kranken Heerde aus, braucht nur wenig verschieden zu sein in dem einen als wie in dem andern Falle, — und das Resultat wird hier und dort ein total verschiedenes. Die frühzeitig eingetretene Taubheit bei Heinrich Floris zeigt übrigens an, daß die verbildete Hirnpartie gleichzeitig durch Massenzunahme nicht bloß mechanisch auf die knöchernen Gehörkapseln, die Felsenbeine, gedrückt, sondern sogar den ganzen Vorderschädel verbreitert habe; denn des Heinrich Floris Stirn und Gesicht werden als „breit", die Augen als „stark hervorgetreten", der Mund als groß, die Nase als kurz und aufgestülpt beschrieben. Seine ganze Statur war gedrungen, über Mittelgröße. Er wird wohl in seiner äußern Erscheinung ziemlich unschön gewesen sein, denn der humoristische Buchhalter soll am 22 Februar 1788, als Heinrich Floris Schopenhauer mit erhitztem Kopfe dem versammelten Personal im Comptoir die Worte entgegen stammelte: „Ein Sohn geboren!" im Vertrauen auf die Taubheit des Patron halblaut gratulirt haben: „wenn er dem Papa ähnlich wird, muß er ein schöner Pavian werden!"

Und Arthur's Kopf ist dem des Papa ähnlich geworden; denn dieselbe, vielleicht noch stärkere Verbreiterung des Vorderhauptes — und darauf mache ich hier ganz besonders aufmerksam — ist beim Sohne Arthur durch Messung constatirt worden. Ueberhaupt waren alle Dimensionen seines Schädels nach Gwinner's Ausdruck: exorbitant, so daß unsers Philosophen Kopf auf den ersten Anblick nicht als der eines Gelehrten, sondern als der eines Athleten erschien. Frauenstaedt sagt: es war ein Löwenhaupt. *) Die im Anhange unter Nr. 3 nach Gwinner mitgetheilte vergleichende Tabelle zeigt, wie sehr Schopenhauer's Schädel an Größe die Schädel Napoleons I, Schillers, Talleyrand's, Tiedges und Kants übertraf; hier schalten wir nur die in Linien gezeichneten Vorderhauptsbreiten nach Pariser Zollen der leichten Übersicht wegen ein:

*) Schopenhauer war selber von dem quantitativen Übergewichte seines Gehirns frappirt. „Man sieht es meinem Kopfe an, daß ich viel in meinem Leben gearbeitet habe. Die Arbeit ist mir aus dem Gesichte zu lesen. Ein Engländer, der mir gegenüber an der table d'hôte saß, sagte, nachdem er eine Weile mich angesehen hatte: Herr, Sie müssen ein großes Werk vollendet haben." Memorabilien, Seite 163.

Vorderhauptsbreiten :

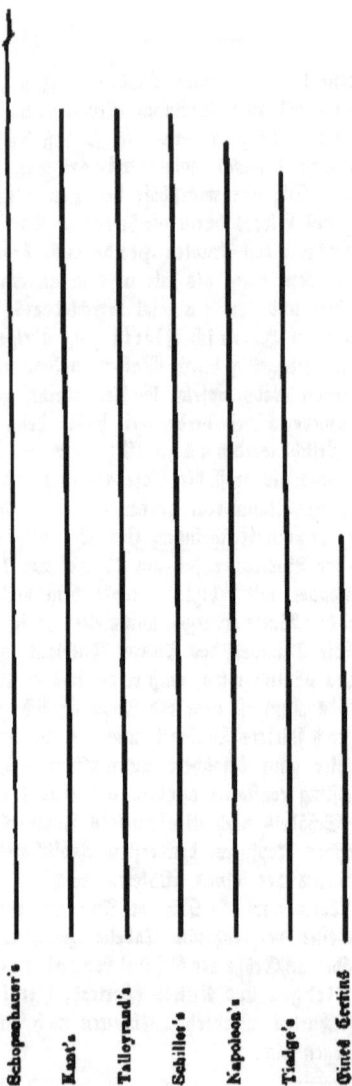

Schopenhauer's   Kant's   Talleyrand's   Schiller's   Napoleon's   Tiedge's   Eines Creting

      Diese Größe des Kopfes und die Breite des Antlitzes, welche in dem, nach einer Photographie in Stahl gestochenen Portrait auffällt,

so wie die gedrungene Statur und den kräftigen Kirchenbau hatte Arthur Schopenhauer also von seinem Vater. Auch jene Augen hatten
durch das mehr als gewöhnliche Vorstehen in den sehr großen Augen-
höhlen, so wie beim Vater, einen besonders lebhaften Aus-uck, „sie
phosphoreszirten von Geist". Ein paar Beispiele, daß seine Physiognomie und sein feuriger Blick auf Personen, die ihn zum erstenmal sa-en,
einen außerordentlichen Eindruck machten, führt Gwinner aus Schopenhauers eignen, nicht zum Druck gelangten Aufzeichnungen an.
Auch seine zehn Jahre jüngere Schwester Adele besaß stark vortretende blaue Augen. Diese Erweiterung des Stirn- und Scheitel-
Wirbels von innen nach außen, stammte von der Großmutter väterlicher
Sylte, Renata, her; sie war durch den Vater Heinrich Floris auf
beide Geschwister übertragen, bei Beiden mit ungeschädigter Organisation des Gehirns zu kräftiger seelisch-geistiger Functionirung; denn die
regulatorische Thätigkeit normaler Entwicklung hatte durch zwei Gene-
rationen hindurch die Neigung zu Erweichung überwinden können, besonders, da von den durchaus gesund constituirten Großeltern mütterlicher
Seite eine gute Organisation des Hirn- und Nervensystem's beige-
steuert worden war.

Der andere Großvater Arthur's war nämlich ein nicht reicher,
aber hervorragender Bürger Danzigs gewesen, der Rathsherr Christian
Trosiener. Auch er, ein Mann von imponirendem Aeußern, hatte sich
durch unbestechliche Redlichkeit und unbeugsamen Sinn, vulgo Eigensinn, ausgezeichnet, war heiter, lebhaft, aber von nicht zu zähmender
Heftigkeit des Charakters: „der unbedeutendste Anlaß konnte ihn zu
wildem, freilich schnell sich wieder legendem Zorne aufbringen. Dann
erbebte vor seiner Donnerstimme das ganze Haus; und alle Hausge-
nossen, selbst Hund und Katze, liefen ihm voll Angst aus dem Wege"
(Gwinner l. c. pg. 11).

Trosiener's Frau Elisabeth, geborene Lehmann, die andere
Großmutter Arthur's und Adelen's, war ganz das Gegentheil vom
Manne: „ein kleines, zierliches Figürchen mit den niedlichsten Händchen
und Füßchen, mit ein paar großen, sehr lichtblauen Augen, einer sehr
weißen, feinen Haut und schönem, langem lichtbraunem Haar; dabei von
sanftem Charakter, mit Mutterwitz, natürlichem Verstande und schnel-
ler Auffassungsgabe ausgestattet."

Dieses Ehepaar hatte zur Erzeugung unsers Philosophen nebst
Schwester: die Johanna Trosiener geliefert, welche als Schriftstellerin in den ersten Decennien dieses Jahrhunderts eine gewisse Be-
rühmtheit erhalten hat *).

_____
*) Anhang Nr. 4.

8

Johanna wurde als 19-jähriges Mädchen von dem 20 Jahre
ältern Heinrich Floris Schopenhauer geheirathet, — und aus
dieser Ehe stammte der knorrige, eigenartige Philosoph einerseits und
andererseits seine liebevolle, hochedle Schwester Adele. In den leiblichen und seelischen Merkmalen Beider spricht sich wieder eine interessante Spaltung der Trosienerschen Charaktere aus, wie diesel-
ben mit den constanteren der Schopenhauerschen Familie angezogen
wurden:

Des alten Trosiener's Eigensinn und Heftigkeit hatte sich ver-
mittelst seiner Tochter Johanna dem Schopenhauerschen Grundcha-
rakter, der durch kräftiges Wollen und zähes Festhalten am Gewollten
sich auszeichnete, hinzugefügt, und einen dito eigenartigeren, das Wollen als Urprinzip des Daseyns und des Bewußtseyn's anerkennenden
Großsohn Arthur Schopenhauer hervorgebracht. Dieses seelische
Merkmal war in der Trosienerschen Johanna zwar latent geblieben,
fand aber in dem mit Stolz und exzentrischem Gebahren ausgestat-
teten Naturell des Heinrich Floris einen adäquaten Wecker, um
noch üppiger zu gedeihen. Auch der natürliche Verstand der Großmutter
Trosiener trat durch ihre Tochter Johanna hindurch bei Heinrich
Floris einer entsprechenden Anlage entgegen und beide Anlagen fügten
sich nun leicht in dem Keime zum Sohne zusammen, denn in Johanna war eine gewisse Portion natürlichen Verstandes zur Entwicklung gekommen. Mutterwitz und schnelle Auffassungsgabe der Großmutter Trosiener überschritten aber nicht die Schwelle zur Bildung des
Großsohnes, unseres Philosophen; diese Eigenschaften waren zum Schmucke
der Weiblichkeit bei der Mutter Johanna verblieben, und von dieser
in vollem Maaße nur auf die Tochter Adele vererbt worden *). An
körperlichen Merkmalen hat Arthur Schopenhauer von der Großmutter Trosiener nichts weiter geerbt, als die „kleinen, zierlichen,
ausdrucksvollen“ Hände und höchstens eine „regelmäßig und fein geschnit-
tene, an der Wurzel scharfkantige Nase“. Der echt Schopenhauersche
Kopf mit dem aschblonden Haare auf dem Scheitel und dem röthlich-
blonden Barte im Gesichte hatte die, mit großmütterlich Lehmann'schen
Typus angelegte, in der Jugend feine Nase, in seine Tendenz zur Ver-
größerung mitfortgerissen und zu einer großen, breiten umgeformt, wie
sie im Portrait erscheint. Auch harthörig, wie der Vater, ist Arthur
Sch. geworden, doch erst im vorgerückten Alter. Zur übersichtlichen
Recapitulation stellen wir des Arthur Schopenhauer morphologischen
Stammbaum folgendermaßen zusammen:

*) Anhang Nr. 5.

Arthur Schopenhauer's morphologischer Stammbaum

von väterlicher Seite:	**von mütterlicher Seite:**

Urgroßvater
Andreas Schopenhauer: ein biderber Mann von Charakter und Entschlossenheit. Landwirth.

Urgroßmutter
unbekannt.

Urgroßvater
unbekannt.

Urgroßmutter
unbekannt.

Großvater
Joh. Friedrich Schop. biderber, praktischer Mann, starb als Greis auf seinem Gute.

Großmutter
Renata Soerman mit schwacher Anlage zu Gehirnaffection, wurd geistesschwach.

Großvater
Chr. Trosiener, von imposantem Äußern, gesund, lebhaft, eigensinnig, jähzornig.

Großmutter
Elisabeth Lehmann kleines ärtliches Figürchen sanft, mit natürlichem Verstande, hütternig und schwei der Nachlassungsgabe.

Vater
Heinrich Floris Schopenhauer geb. 1747.
von imposanter Statur, gedrungenem Körperbau; breites Gesicht, lebhafte, stark vortretende Augen, aufgeworfene Nase, breiter Mund, Harthörig von Jugend auf. Stolzer republikanischer Patrizier, eigenwillig, ehrenfest, liebt den Comfort † 1805.

Mutter
Johanna Trosiener geb. 9 Juli 1766.
Klein, graziös, gefällig begabt, selbstgefällig, nach Beifall haschend, war sich ihrer Vorzüge bewußt, mäunter bis zum Hochmuthe; große Neigung zu Geselligkeit, und in der Gesellschaft zu glänzen. Schriftstellerin. † 18 April 1838.

Arthur Schopenhauer geb. 22 Februar 1788
† 21 September 1860.

Zweites Stadium: Vorläufer.

Ein nicht gewöhnliches Zusammentreffen von äußern Umständen war dazu angethan, das modificationsfähige Hirn- und Nerven-System Arthur Schopenhauer's zu einer ergiebigen Quelle von den mannigfaltigsten Geistesarbeiten herzustellen.

Bevor noch die in Oliva bei Danzig verlebten Flitterwochen seiner Eltern zu Ende gingen, traten die wanderlustigen Gatten ihre erste große Reise an. Sie besuchten Berlin, Hannover, Frankfurt a. M., zogen durch Belgien nach Paris, von dort nach England, und kehrten nach Danzig zurück, wo am 22. Februar 1788 Arthur Schopenhauer geboren wurde. So hatte dieser unter dem Herzen seiner Mutter alle die Eindrücke, welche von der lebensdurstigen, bildsamen Seele der Pflegerinn seiner embryonalen Entwicklung empfangen worden waren, mitempfunden. Man muß der Johanna Schopenhauer Reiseerinnerungen lesen, um zu erkennen, wie bildend die Reise an der Seite eines charaeterfesten Weltmanns, der Umgang mit geistreichen Personen, der ungetrübte Genuß von Natur und Kunst auf sie eingewirkt haben — und mitten in dieser Periode der Selbstbildung der Mutter wurde das Nervensystem ihres Erstgeborenen angelegt, gehegt und gepflegt. Auch die ersten Eindrücke, welche der Knabe im elterlichen Hause empfing, entsprachen den Grundsätzen, welche man an eine, durch Anschauung auf die Erziehung der Kinder wirkende Pädagogik macht. Die häusliche Einrichtung war die eines wohlhabenden republikanischen Patriziers und Aristocraten; ein ausgesuchtes Amcublement, Kupferstiche, Abgüsse antiker Büsten und Statuen schmückten die Wohnzimmer, von Noth und Sorge um des Lebens Unterhalt war keine Spur im Hause. Während der bewegten Zeit nach dem Ausbruche der französischen Revolution steigerten sich die Ausdrücke der Theilnahme an dem republikanischen Leben und Weben in Hamburg und bei den Eltern bis zur Begeisterung, und Arthurchen jauchzte natürlich auch mit, wenn Papa und Mama und die Gäste jubelten. Der leichte, liebenswürdige Umgang der Johanna Schopenhauer zog die berühmtesten Zeitgenossen in ihren Kreis, Klopstock, Tischbein, Reimarus, Graf Reinhard, Nelson, Mad. Chevalier, Lady Hamilton. — Alles das ging an dem Knaben nicht ohne Wirkung auf sein Gemüth und Beobachtungsvermögen vorüber. Von einer über Gebühr gesteigerten Phantasie und Angst kamen jetzt schon häufige Beispiele bei ihm vor. Als sechsjähriges Kind fanden einstmals die, vom Spaziergange heimkehrenden Eltern ihn eines Abends in der vollsten Verzweiflung, weil er sich plötzlich von ihnen für immer verlassen wähnte. Mit einer pedantischen Schuldressur muß er wohl verschont geblieben seyn, denn öftere Reisen mit der

Mutter nach Danzig, zahlreiche größere und kleinere Wanderschaften fallen in die Zeit des ersten Knabenalters. Vom 9. bis zum 11. Jahre ließ der Vater ihn bei einem Geschäftsfreunde im Havre, wo der Junge sich ganz zum Franzosen ausbildete. Nach Hamburg zurückgekehrt, mußte er in einer Deutschen Schule wieder Deutsch lernen und ward dann in's Gymnasium gegeben. Auch da blieb er nicht lange, denn bald trat er in Gesellschaft seiner Eltern wiederum eine fast zwei Jahre dauernde Reise durch Belgien, England, Frankreich, die Schweiz und Deutschland an. In England sollte er die, einem künftigen Handelsmanne so nöthige englische Sprache practisch erlernen. Er ward zu einem Geistlichen in Pension gethan, deren Schilderung in der Johanna Schopenhauer „Reiseerinnerungen aus England und Schottland" zu lesen ist. Hier lernte er schnell die englische Sprache und Literatur kennen, aber auch die englische Bigotterie und religiöse Abrichterei verachten — ein Eindruck, der ihm sein Leben lang verblieb, denn er war noch zu jung, um zu erlernen: non est crimen artis, quod est crimen professoris. Es ist dabei auffallend, daß der Jüngling trotz der wechselnden Erscheinungen auf dieser großen Reise doch in seinem Innern unbefriedigt blieb, und ein m Hange zum Mißmuth, zur Unzufriedenheit mit sich und seiner Umgebung, zu einer wahren Melancholie, öfter freien Lauf ließ. „Ich war als Jüngling immer melancholisch" schreibt er „und einmal — ich mochte 18 Jahr alt seyn — dachte ich, noch so jung, bei mir: diese Welt sollte ein Gott gemacht haben? Nein! eher ein Teufel! Ich habe freilich schon viel in der Erziehung durch die Härte meines Vaters zu leiden gehabt *).

Die frische, jugendliche Lust am Leben zog also nicht ein in seine Seele. Eingebildete Krankheiten quälten ihn; in der Schweiz erweckte die erhabene Alpenwelt sogar, statt Bewunderung, eine tiefe Melancholie in ihm.

Nach Deutschland zurückgekehrt, wurde er Ende 1804 in Danzig confirmirt, und mußte zum Neujahr 1805, sehr wider Neigung und Wunsch, bei Senator Jenisch in Hamburg in die kaufmännische Lehre treten.

Wenige Monate darauf erfolgte der plötzliche Tod seines Vaters, der in einen Kanal fiel und ertrank.

Dieser Todesfall erschütterte unsäglich den Jüngling, welcher durch den Verlust des geliebten Vaters im verhaßten kaufmännischen Comptoir sich noch mehr verödet fühlte; denn seine Mutter siedelte gleich

---

nach Weimar über, wo sie eine, ihrem Geschmack mehr zusagende
Gesellschaft fand, als im Hamburg. Arthur, der eine große Neigung
zum Gelehrtenstande hatte, verzweifelte daran, bei dem Mangel me-
thodischer Vorbildung, jetzt noch einen gelehrten Beruf mit Erfolg ergreifen zu können. Indeß zog der Rath seiner Mutter und ihres Freun-
des Fernow ihn aus der kaufmännischen Galeere und veranlaßte ihn,
in's Gothasche Gymnasium zu treten. Dort nahm er Unterricht bei Döring in den classischen Sprachen. Wie es sich so oft ereignet, daß grade
junge Leute mit lange aufgestauter Triebkraft zum Lernen die größten
Schwierigkeiten am leichtesten überwinden, so fand sich, daß Arthur Schopenhauer reißende Fortschritte in dem, was er trieb, zu machen begann. Ganz und gar sich selber überlassen entwickelten sich auch bald
die schlimmen seelischen Eigenschaften Hand in Hand mit den guten.
Es erwachte der Stolz auf seine geistigen Befähigungen, und der Dämon der Selbstüberschätzung regte sich in ihm. Er vermaß sich, einen
ihm unbekannten Gymnasiallehrer zu respotten, wodurch Döring sich
veranlaßt sah, ihm seinen Privatunterricht zu kündigen. Bei dieser Gelegenheit zeigte sich denn gleich an Schopenhauer die Unlagend, jede
ihm mißliebige Begegnung von Seiten Anderer als absichtliche Belei-
digung, oder als combinirte Intrigue zu beargwohnen — ein Charac-
terzug, der später arge Dimensionen annahm. Unter diesen Umständen
wollte er nicht im Gymnasium bleiben, verließ Gotha nach einem
halbjährigen Aufenthalte und zog nach Weimar, um unter Passow's
Leitung sich zur Universität vorzubereiten.

Es ist wohl nicht das erstemal gewesen, daß sein brüskes Beneh-
men ihm Unannehmlichkeiten zugezogen hatte — seine Mutter sogar
muß schon manche üble Erfahrung über diesen seinen unverträglichen
Character gemacht haben; denn als er nach Weimar kommen wollte,
(Ende 1807) wünschte sie nicht, daß er ihre Wohnung bezöge. „Ich
habe Dir immer gesagt" — schrieb sie ihm *) — „es wäre sehr schwer,
mit dir zu leben, und je näher ich Dich betrachte, desto mehr scheint
diese Schwierigkeit, für mich wenigstens, zuzunehmen. Ich verhehle es
Dir nicht, so lange Du bist, wie Du bist, würde ich jedes Opfer eher
bringen, als mich dazu entschließen. Ich verkenne Dein Gutes nicht,
auch liegt das, was mich von Dir zurückschreckt, nicht in Deinem Ge-
müthe, nicht in Deinem Innern, aber in Deinem äußern Wesen, Deinen Ansichten, Deinen Urtheilen, Deinen Gewohnheiten — kurz ich
kann mit Dir in nichts, was die Außenwelt angeht, übereinstimmen.

---

*) Gwinner l. c. pg. 28.

Auch Dein Mißmuth, Dein Klagen über unvermeidliche Dinge, Deine finstern Gesichter, Deine bizarren Urtheile, die wie Orakelsprüche von Dir ausgesprochen werden, ohne daß man etwas dagegen einwenden dürfte, drücken mich und verstimmen meinen heitern Humor, ohne daß es Dir etwas hilft. Dein leidiges Disputiren, Deine Lamentationen über die dumme Welt und das menschliche Elend, machen mir schlechte Nächte und üble Träume."

Man kann keine bessere Schilderung von dem Seelenzustande Arthur Schopenhauer's haben, als dieses kurze Brieflein, in welchem nicht bloß der Jüngling damals mit scharfen Umrissen uns vorgestellt wird, sondern auch der Character des Mannes und Greises, wie wir ihn später kennen lernen werden, prophetisch gezeichnet erscheint. Schonend verlegt die Mutter das in sein „äußeres Wesen", was ganz eigentlich in seinem Innern lag, und wahrscheinlich schon bei ihrem verstorbenen Manne nur zu oft zum Ausbruch gekommen war und „ihren heitern Humor" verstimmt hatte. Am 19 jährigen grünen Holze konnte solch' absprechendes Urtheilen nur auf Grundlage einer angeerbten Selbstüberhebung, — solch' ein Vertrauen auf Unfehlbarkeit seines Intellects, solch' ein Größenwahn, solch' ein grämlicher Mißmuth nur auf angeborener fehlerhafter Innervation sich manifestiren, noch lange nicht selbstverschuldet seyn. Es scheint, daß Niemand ihm nahe genug stand, um durch liebevolle Zurechtweisung psychisch und andauernd auf die üble Functionirung seines Seelenorgans zu wirken.

Die Leichtigkeit, mit welcher er in Weimar die classischen Sprachen, historische Kenntnisse und die Logik der mathematischen Lehren in sich aufnahm, beweist nicht nur die glückliche Anlage zur Auffassung, Verarbeitung und Fixirung der dargebotenen geistigen Nahrungsstoffe, sondern auch, um in dem Bilde fortzusprechen — seinen großen geistigen Appetit. Nach zwei Jahren konnte er vollkommen vorbereitet die Universität Göttingen beziehen, wo er sich in die medicinische Facultät einschreiben ließ. Er besuchte die anatomischen, physiologischen und naturwissenschaftlichen Vorlesungen der damaligen Celebritäten in diesen Fächern, Blumenbach, Hempel, Tobias Mayer, Schrader, Stromayer; nebenbei hörte er Geschichte bei Heeren und Lüder, Philosophie bei G. E. Schulze. An dem Studentenleben nahm er keinen Antheil — er kam ja nicht aus dem Schulzwange in eine freie Welt, diese hatte er schon reichlich genossen und satt bekommen!

Trotz seiner Neigung zum Philosophiren und Grübeln war er, in richtiger Beurtheilung dessen, was die Grundlage der Speculationen seyn müsse, unermüblich beschäftigt, zuerst genügendes naturwissenschaftliches Material sich anzueignen. Im dritten Semester machte er sich an das Studium des Plato in der Originalsprache, und der Kantischen Schriften. Durch Fichte's Ruf ward er bewogen, im Herbste 1811 nach Berlin zu gehen, in der Erwartung, dort an der Quelle Lebensweisheit zu schöpfen. Den damals hochgefeierten Philosophen und Deutschen Patrioten gegenüber entlud sich bald das Schopenhauersche, in beständiger Spannung zum Funkensprühen fertige „Selbstgefühl", welches wir als mit Selbstüberhebung gepaart an ihm schon kennen gelernt haben. Es blieb in diesem jungen Manne nicht bei dem naiven Glauben: anch io sono pittore! — Der Glaube überschlug sich, ward zur Selbstverehrung. Hatte er doch schon in Göttingen an den Rand eines Collegienheftes, das er bei G. E. Schulze — den er sonst wohl liebte — führte, die Worte geschrieben: „Gewäsch!" „Unsinn!" „Sophist!" „Er, das Rindvieh Schulze!"*) — Abgerissene, in dem Schwunge des Vortrags hingeworfene unkritische Äußerungen Fichte's, wie man sie zu Dutzenden aus Schopenhauer's bedächtig niedergeschriebenen Abhandlungen wohl auch herausziehen könnte; — Fichte's äußere, wenig anziehende Erscheinung sogar, reichten hin, die Verehrung, welche Schopenhauer für den berühmten Mann mit nach Berlin gebracht hatte, „in Geringschätzung und Spott" zu verwandeln. In dem Colloquium disputirte er mit Fichte, und wahrscheinlich wagte Fichte dabei, des jungen Studenten „Orakelsprüche" auf ihr richtiges Maaß zu beschränken. Dadurch hatte der Professor es auf immer mit dem Reformator in spe der Philosophie, der weder vor den Collegen im Auditorium, noch später vor dem großen Publikum Widerspruch dulden konnte, verdorben. Sein ganzes Leben hindurch gerieth er, wenn nur der Name Fichte genannt wurde, gleich in Harnisch und sprühte Schmähungen aus. **) Auch Schleiermacher, dessen renommirte Vorlesung über Philosophie im Mittelalter er als negirender Critiker besuchte, erhielt zu den Einleitungsworten: „Philosophie und Religion können nicht ohne einander bestehen, und keiner kann Philosoph seyn, ohne religiös zu seyn" — an den Rand seines Collegienheftes die Glosse: „Keiner, der wirklich Philosoph ist, ist religiös: er geht ohne Gängelband, er ist frei Schleiermacher aber ist ein Pfaff!" — Offenbar war Schopenhauer noch nicht zu der Ansicht gekommen, welche er später so oft ausgesprochen hat, daß Religion und Pfaffenthum zwei ganz verschiedene Dinge seyen. F. A. Wolf's Vorlesungen hörte er fast alle, ihn verehrte er als Menschen, wie als Akade

---

*) Memorabilien pg. 210.
**) Siehe eine kleine Sammlung solcher im Anhang Nr. 6.

miker; außerdem studirte er Physik, Chemie, Zoologie, Anatomie des Gehirn's, Geschichte und trieb eifrig die classischen Sprachen *).

Ueber so mannigfaltigen Studien verließ ihn weder sein Widerwille gegen geselligen Verkehr, noch die Beschäftigung mit seinem eigenen leiblichen und seelischen Zustande. Ihn quälten beständig eingebildete Krankheiten und Streithändel. Eine Zeit lang hielt er sich für auszehrend. Beim Ausbruche des Krieges 1813 machte seine Befürchtung, zum Kriegsdienste gepreßt zu werden, daß er Berlin verließ und nach Rudolstadt floh. Dort schrieb er während des Sommers in stiller Einsamkeit seine Abhandlung: „die vierfache Wurzel des Satzes vom zureichenden Grunde", und sandte sie der philosophischen Facultät zu Jena. Nachdem er von dieser in absentia zum Doctor promovirt worden war, ging er nach Weimar, wo er den Winter 1813—14 blieb. Seiner Mutter war er noch mehr entfremdet, als früher, — es kam daher zwischen Beiden zu Auftritten, welche bei der geringsten Veranlassungen schon alles Maaß des Schicklichen überschritten. Gwinner schiebt einen Theil der Schuld auf die Mutter, sie habe, dem Scheine allzuweiblich ergeben und zur Verschwendung geneigt, „dem unbiegsamen, mißtrauischen, von Selbstgefühl strotzenden heftigen Character des Jünglings" sein rechtes Verständniß entgegen getragen, noch ihn irgend wie nach ihrem geselligen Hange zu verwerthen gewußt. **) — Nun, ein solcher Character hat nicht das Privilegium, Eltern gegenüber, Duldung oder gar Anerkennung zu genießen — wenigstens war das zu Anfange dieses Jahrhunderts in Deutschland noch nicht Sitte geworden. Als Grund des unnatürlichen Gefühls der Entfremdung gegen seine Mutter führte Schopenhauer an, sie habe das Andenken seines Vaters nicht geehrt, fühle auch für ihn nicht hinreichende Mutterliebe. Allerdings gestand sie ganz offen, daß sie ihrem, um 20 Jahre ältern Manne eben so wenig glühende Liebe geheuchelt, als er Anspruch darauf gemacht habe; — allein der wahre Grund lag wohl darin, daß sie sich nicht vom Sohne bevormunden lassen wollte und freimüthig ihm seine Eitelkeit, seine Selbstvergötterung, sein egoistisches Wesen vorhielt. ***) Dazu kam denn auch die Furcht, sein väterliches Vermögen werde in ihren Händen noch gänzlich schwinden und er in die Nothwendigkeit versetzt sein, sich auf irgend einen Erwerbszweig zu legen, wozu er weder Talent noch Lust in sich verspürte. ****) Der arme junge Mann fühlte

---

*) Anhang Nr. 7.
**) Gwinner l. c. pg. 35.
***) Anhang Nr. 8.
****) Anhang. Nr. 9.

16

und handelte in diesen pekuniären Verhältnissen zur Mutter wieder unter dem Drucke seiner unseeligen, von ihm selbst verwünschten Angst, welche in der Psychiatrie mit dem Namen „Bauchangst" belegt und als ein characteristisches Zeichen unter den Vorläufern der bevorstehenden Melancholie angeführt wird. Er gesteht selbst, daß er diese Angst vergebens zu bekämpfen bemüht gewesen sey, daß sie bisweilen an Manie grenze. So oft ihm der Briefträger einen Brief brachte, erschrak er. „Wenn ich nichts habe, was mich ängstigt, so beängstigt mich eben dies, indem es mir ist, als müßte doch etwas da seyn, das mir nur eben verborgen bliebe. Misera conditio nostra". *)

Er blieb eine Zeit lang in Weimar, weil er von Goethen, diesem im hellsten Glanze strahlenden Dichter und praktischen Philosophen, mächtig angezogen wurde. Er sah ihn öfter in den Theezirkeln seiner Mutter. Schon aus Rücksicht für die liebenswürdige Wirthin mag der sonst wohl zugeknöpfte Jupiter des Weimarschen Parnasses sich mit dem beinahe 40 Jahre jüngeren Doctor der Philosophie, als Sohne des Hauses, eingehender unterhalten haben. Er bezeichnete ihn als „einen schwer zu erkennenden Menschen" und hatte sich über dessen Dissertation beifällig geäußert. „Erstaunt und erfreut, einem Selbstdenker ohne Vorurtheil zu begegnen", sagt Gwinner**), „nahm er dessen Interesse für sein mißachtetes Schooßkind, die Farbenlehre, sogleich in Beschlag" — und zur Wiedervergeltung legte Schopenhauer nun auch ein warmes Interesse für diesen Gegenstand an den Tag. „Die Menschen sind ja wie die Hunde, die ben lieben, der sie streichelt," schrieb Schopenhauer 1815. Goethe schickte ihm seinen optischen Apparat in's Haus und der junge Doctor der Philosophie trieb unter Goethe's eigner Leitung emsig das Studium der, im Widerspruche mit Newton stehenden Lehre. Schon dieser Widerspruch hatte für ihn, den verneinenden Geist, etwas anziehendes; und wenn er auch schon deßhalb in der Hauptsache an der Goethe'schen Theorie festhielt, so formulirte er doch bald sich seine eigne Ansichten; welche in seiner 1815 verfaßten Abhandlung: „Ueber das Sehen und die Farben" als ein bemerkenswerther Beweis zu lesen sind, wie tief bei Schopenhauer die einmal erfaßten, wenn auch ganz falschen Ideen Wurzel zu schlagen vermochten. Mit der größten Erbitterung fuhr er bis an seines Lebens Ende über Physiker her, welche sich durch seine Broschüre nicht von den Newtonischen Ansichten über Zusammensetzung und verschiedene Brechbarkeit der Lichtstrahlen abwenden lassen wollten. Aber auch mit Goethe verdarb

*) Memorabilien pg. 332.
**) Gwinner l. c. pg. 39.

er es durch das Unterfangen, etwas andrer Meinung zu seyn über Farben und Licht, als wie der es ihn gelehrt hatte, und die Freundschaft,
wenigstens von Goethe's Seite, erkaltete. Des alten Titanen oberstes
Gebot lautete bekanntlich: Ihr sollt keine andern Götter haben neben
mir! — eine Anmaßung, welche in Schopenhauers Busen empfäng-
lichen Boden fand. Von keinem Menschen bekannte Schopenhauer
übrigens, was er von Goethen sagte: Der habe ihn zum zweitenmal
erzogen.

Während dieses Aufenthaltes in Weimar wurde er durch Fr.
Mayer mit dem jüdischen Alterthume bekannt, welches durch seine Religions-
philosophie auf Schopenhauer gleich einen mächtigen Eindruck machte,
denn er fand darin schon Ideen verarbeitet, welche bei ihm erst aufzu-
tauchen begannen. „Wenn man den Buddhaismus aus seinen Quellen
studirt, da wird es einem hell im Kopfe; da ist gar nicht das dumme
Gerede von der Welt aus Nichts geschaffen etc. etc.", sagt er. *)

Als einen Zug von jugendlicher Sentimentalität, welche später ihn
kaum mehr anwandelte, wollen wir noch anführen, daß er für die,
nichts weniger als schöne oder graziöse Schauspielerin Jagemann
sich dermaßen enthusiasmirte, daß er bekannte: „Dieses Weib würde ich
heimführen und wenn ich sie Steine klopfend an der Landstraße fände".
Ueberhaupt verfehlte das Theater nicht, in ihm die Illusion zu erwecken,
daß die Welt auf den Brettern eine Realität sey: nach Aufführung von
Calderons Schauspiel „der standhafte Prinz" war er in solchem
Grade erschüttert, daß er die gewohnten Gesellschaften bei seiner Mutter eine Zeitlang verlassen und die Einsamkeit aufsuchen mußte.

Stadium der Entwicklung der Krankheit.

Im Frühlinge 1814 verließ Schopenhauer Weimar, um in
Dresden das große Werk auszuarbeiten, wozu er schon viel Material
aufgesammelt hatte. Er war fest überzeugt, der Philosophie nicht nur,
sondern der ganzen denkenden und fühlenden Menschheit einen neuen,
den einzigen Weg zur Wahrheit eröffnen zu können und zu müssen.
Es sey mehr als bloße Wissenschaft — es sey etwas Dämonisches in
ihm thätig. Wir sind Jul. Frauenstadt zu Dank verpflichtet, daß er
über den Dresdener Aufenthalt Schopenhauer's so viele Notizen aus
den Manuskripten mitgetheilt hat; sie erklären die Vorgänge in seiner
Seele während des Beginnes seiner Krankheit. Schon zu Berlin
hatte Schopenhauer im Jahre 1813 geschrieben: „Unter meinen Händen

---

*) Parerga I. 122. Memorabilien 172.

und vielmehr in meinem Geiſte erwächſt ein Werk, eine Philoſophie, die Ethik und Metaphyſik in Einem ſeyn ſoll, da man ſie bisher trennte, ſo fälſchlich, als die Menſchen in Seele und Körper. Das Werk wächſt, concreszirt allmälig und langſam, wie das Kind im Mutter-leibe: ich weiß nicht was zuerſt und was zuletzt entſtanden iſt. Ich werde ein Glied, ein Gefäß, einen Theil nach dem andern gewahr, d. h. ich ſchreibe auf, unbekümmert, wie es zum Ganzen paſſen wird: denn ich weiß, es iſt Alles aus einem Grund entſprungen. So entſteht ein organiſches Ganzes und nur ein ſolches kann leben. Ich, der ich hier ſitze, und den meine Freunde kennen, begreife das Entſtehen des Werkes nicht, wie die Mutter nicht das des Kindes in ihrem Leibe be-greift. Ich ſehe es an und ſpreche, wie die Mutter: „ich bin mit Frucht geſegnet. Mein Geiſt nimmt Nahrung aus der Welt durch Verſtand und Sinne; dieſe Nahrung giebt dem Werke einen Leib; doch weiß ich nicht, wie, noch warum bei mir und nicht bei Andern, die dieſelbe Nahrung haben. Zufall, Beherrſcher dieſer Sinnenwelt! laß mich leben und Ruhe haben noch wenige Jahre! denn ich liebe mein Werk, wie die Mutter ihr Kind! Wenn es reif und geboren ſeyn wird; dann übe Dein Recht an mir, und nimm Zinſen des Aufſchubs. Gehe ich aber früher unter in dieſer eiſernen Zeit, o ſo mögen dieſe unreifen Anfänge, dieſe meine Studien der Welt gegeben werden, wie ſie ſind: dereinſt erſcheint vielleicht ein verwandter Geiſt, der die Glieder zuſammen zu ſetzen verſteht und die Antike reſtaurirt“. *).

Mit einer großen Doſis von Misanthropie kam er nach Dresden; ein ihm ſelber unerklärliches Gefühl innerlichen abnormen Zuſtandes an irgend einem Organe — wir vermuthen die übermäßige Reizempfäng-lichkeit des Gehirn's **), muß die verborgene Urſache des beſtändigen gemüthlichen Ekels am Leben bei ihm geweſen ſeyn. Daß er, ſo wie Millionen Menſchen bei einem ähnlichen unheimlichen Allgemeingefühle, eher den Grund außer ſich, als in ſich ſuchte, iſt wohl erklärlich, da wir von Kindheit an gewohnt ſind, den Sinnesempfindungen äußere Ur-ſachen anzuweiſen. Theoretiſch bekannte Schopenhauer mit einer gro-ßen Oſtentation in ſeiner Lehre von „Welt als Vorſtellung“ ſich zu

---

*) Memorabilien pg. 244.
**) Seine große Empfindlichkeit gegen Lärm hat ihm oft im Leben, und namentlich beim Produciren, Leiden verurſacht. Er hielt dieſe Empfindlichkeit — ſtets ſich ſelber im Auge habend — für ein Zeichen von geiſtiger Begabung, hin-gegen die ſtoiſche Gleichgültigkeit gegen Geräuſch für ein Zeichen von geiſtiger Stumpfheit. Darüber hat er an verſchiedenen Stellen in „Welt als Wille etc., Bd. II S. 361—376 und in Parerga Bd. II „über Lärm und Geräuſch“ ge-ſchrieben.

dieser Sonderung zwischen Subject und Object, — empirisch gelang ihm diese Sonderung schwer, und das auch nur zeitweise. Wie Menschen, mit einem Magenkrebse behaftet, eher die Speisen und Getränke für vergiftet, als sich für krank halten, so ging es ihm mit der Vorstellung von den Menschen und seinem Verkehr mit ihnen.

Er fand es gewissermaßen ganz natürlich, daß „ein Individuum seiner Art keine Freunde habe: als ob die Menschen ihre Freundschaft nach dem Werthe und Verdienste verschenkten! als ob sie nicht vielmehr ganz und gar wie die Hunde wären, die den lieben, der sie streichelt, oder gar ihnen Brocken giebt und weiter sich um nichts bekümmert! Wer es am besten versteht, sie zu streicheln, und seyen es die garstigsten Thiere, der hat viele Freunde" *).

Noch greller drückt er sich an einer andern Stelle aus: „Was kann man denn viel von einer Welt erwarten, in der fast Alle bloß leben, weil sie noch nicht haben sich ein Herz fassen können zum Todtschießen! Die sogenannten Menschen sind fast durchgängig nichts Andres, als Wassersuppen mit etwas Arsenik! Lachen muß ich, wenn ich sehe, daß diese sogenannten Menschen mit Zuversicht und Trotz eine Fortdauer durch alle Ewigkeit ihrer erbärmlichen Individualität verlangen. Wer geistige und leibliche Schönheit kennt, dem giebt der Anblick und die Bekanntschaft eines jeden neuen sogenannten Menschen in hundert Fällen gegen einen nichts, als ein ganz neues, wirklich originales, bisher noch nicht in den Sinn gekommenes Beispiel eines Composit von Häßlichkeit, Plattheit, Gemeinheit, Verkehrtheit, Dummheit, Bosheit, mit einem Worte Widerlichkeit und Abscheulichkeit" **).

Ein charakteristisches Symptom an Menschen, welche unter der Herrschaft organischer Krankheiten langsam den Weg zur Melancholie dahinschreiten, ist das Wechseln ihrer Gemüthsstimmungen, das plötzliche Ueberspringen aus dumpfer Betrübniß zu ausschweifender Freudigkeit. Auch bei Schopenhauer fehlt dieser Wechsel nicht. In Momenten ruhiger Selbstschau schrieb er, gleichfalls 1814, nachdem er kurz vorher den Egoismus hündischer Anhänglichkeit in der Anhänglichkeit der Menschen wieder zu finden versichert und mit Goethe's Spruch besiegelt hatte: „ein erbärmlicher Schuft, so wie der Mensch, ist der Hund" — da schrieb er: „nur nimm dich selbst gar nicht aus! untersuche Deine Liebe, Deine Freundschaft, — sieh zu, ob nicht Deine objektiven Urtheile größtentheils verkappte subjektive sind; sieh zu, ob

*) Memorabilien pg. 257.
**) Memorabilien pg. 246 aus dem Jahre 1814.

du die Vorzüge eines Menschen, der dich nicht liebt, gehörig anerkennst—
und dann sey tolerant — es ist verfluchte Schuldigkeit!" Und an einer
andern Stelle: „Wenn Dich der Egoismus ganz erfüllt und gefaßt hat,
sey es als Freude, als Triumph, als Begier, als Hoffnung oder als
wüthender Schmerz, als Aerger, als Zorn, als Furcht, als Mißtrauen,
als Eifer jeder Art, so bist du in des Teufels Klauen — und Wie,
ist einerlei. Daß du eilest, herauszukommen, thut Noth, und wie, ist
wieder einerlei. Wie der schönste Menschenkörper in seinem Innern Koth
und mephitischen Dunst verschließt, so hat der edelste Charakter auch
böse Züge, und das größte Genie Spuren von Beschränktheit und
Wahnsinn *).

Wie in seinen Aufzeichnungen, so traten auch in seinem Verkehr
mit den Menschen während seines Dresdner Aufenthalt's solche
Sprünge aus einem Extrem in's andre zu Tage. Bald ließ er sich von
seinem Hange zu beißendem Spotte und stolzer Ueberhebung hinreißen,
bald verkehrte er zahm mit unbedeutenden Literaten; bald vertiefte er
sich im Umgange mit der Natur in den reizenden Umgebungen Dres-
dens, bald verwickelte er sich in prosaische galante Affairen, aus denen
seine ehrbaren Freunde ihn ziehen mußten. Man kann sich leicht vor-
stellen, daß bei einem derartig beweglichen und bewegten Menschen die
Functionen im Seelenorgane nach allen Seiten hin das gewöhnliche
Maaß überschritten, als er sich zur Ausarbeitung seines Werkes, das
die Welt in Erstaunen setzen sollte, anschickte. Zuerst entledigte er sich
seiner Theorie über das Sehen und die Farben. Die Abhandlung ist
eine Mißgeburt, welche nur als Curiosum aufbewahrt zu werden verdient. Goethe trägt die Verantwortung der Vaterschaft, von welcher
er sich quasi lossagen will **). Dann concentrirte Schopenhauer seine
ganze Geistesenergie auf die Entwicklung seines großen Werkes: die
Welt als Wille und Vorstellung. Wenn schon während der Zeit, da im
Schoße des weiblichen Organismus ein Keim sich still entwickelt, das
Gehirn zu erhöhter Energie angeregt wird, um die Innervationen aller
andern Organe des Leibes kräftiger zu unterhalten, — so wird das Gehirn erst recht in Anspruch genommen, wenn in dieser Werkstätte des
geistigen Zeugungsgeschäftes eine concipirte große Idee beim Menschen
lange gehegt und gepflegt, bebrütet und entwickelt wird. Wie oft sehen
wir nicht, daß das Gemüth von Frauen während der Schwangerschaft
auf die sonderbarste Weise verändert oder exaltirt wird, daß sich bei

*) Memorabilien pg. 272. 281.
**) Anhang Nr. 10.

ihnen fixe Ideen einstellen, ja daß kürzere oder längere Zeit nach der
Niederkunft Gehirnaufregungen, selbst Irrsinn, fortdauern — in wie
viel höherem Grade sollte nicht das Gehirn in seinen Ernährungsvor-
gängen gesteigert oder modificirt werden, wenn es selber der Frucht-
halter eines neuen geistigen Wesens ist? Es fehlt denn auch nicht an
Beispielen von mania puerperii spiritualis bei Künstlern, Dichtern,
Schriftstellern und Grüblern aller Art nach lange angestrengter Geistes-
arbeit. Schopenhauer, der sich mit großer Schärfe selbst zu beobach-
ten verstand, hat ganz unzweifelhafte Symptome seines aufgeregten Zu-
standes in seinen Manuskripten niedergelegt. Er war sich dieses Gäh-
rungsprozesses seines Denkens während des vierjährigen Dresdner
Aufenthaltes vollkommen bewußt; „Diese zu Dresden in den Jahren
1814—18 geschriebenen Bogen zeigen den Gährungsprozeß meines Denkens, aus dem damals meine ganze Philosophie hervorging, sich nach
und nach daraus hervorhebend, wie aus dem Morgennebel eine schöne
Gegend. Meine Philosopheme habe ich gar nicht gemacht. Sie sind in
mir entstanden ganz ohne mein Zuthun, in Momenten, wo alles Wollen gleichsam in mir tief eingeschlafen war und der Intellect nun völ-
lig herrenlos und dadurch müssig thätig war, die Anschauung der Welt,
der wirklichen, auffaßte und sie mit dem Denken parallelisirte, beide
gleichsam spielend an einander hallend, ohne daß mein Wille irgend wie
der Sache auch nur vorstand. Die reine objective Anschauung, oder die
objective Welt selbst, setzte sich rein und für sich in den Begriff ab.
Beide hatten sich meinen Kopf zum Tummelplatze dieser Operation ge-
wählt, weil er dazu tauglich war.“
Dem Julius Frauenstaedt hat Schopenhauer selber erzählt,
daß er in Dresden, als er mit seinem Hauptwerke schwanger ging, in
seinem ganzen Wesen, und seinen Gebährden etwas so Auffallendes gezeigt habe, daß man ihn beinahe für toll gehalten. Einst im Treib-
hause zu Dresden herumgehend und ganz in die Physiognomie der
Pflanzen vertieft, habe er vielleicht laut mit sich gesprochen, und sey
dadurch, wie durch seine Gestikulationen, dem Aufseher des Treibhauses
aufgefallen. Dieser sey neugierig gewesen, wer denn dieser sonderbare
Herr sey, und habe ihn beim Weggehen ausgefragt. Hierauf Schopenhauer: „Ja, wenn Sie mir das sagen könnten, wer ich bin, dann
wäre ich Ihnen vielen Dank schuldig.‘ — Darauf habe ihn Jener angesehen, als ob er einen Verrückten vor sich habe“ *).
Was Wunder, daß er in solcher Gemüthsverfassung, gleich so
manchen Propheten, „sich von einem innern Dämon, von einem höhern

---

*) Memorabilien pg. 241.

Geiſte getrieben fühlte." Zu der Zeit, wo mein Geiſt in ſeinem Culmi-
nationspunkte ſtand, wenn dann durch begünſtigende Umſtände die Stunde
herbeigeführt wurde, wo das Gehirn die höchſte Spannung hatte; ſo
mochte mein Auge treffen, auf welchen Gegenſtand es wollte, — er redete
Offenbarungen zu mir, und es entſpann ſich eine Reihe von Gedanken, die aufgeſchrieben zu werden werth waren und es wurden *). —
Schon 1816 ſchrieb er: „Mir iſt unter den Menſchen faſt immer, wie
dem Jeſus von Nazareth war, als er ſeine Jünger aufrief, die immer
ſchliefen" **).

Noch im ſpäteſten Alter zollte er dem Spiegelbilde ſeines in
Dresden hellleuchtenden Geiſtes, dem Hauptwerke „Welt als Wille
und Vorſtellung" eine Bewunderung, welche allen Zweifel an Genialität,
an möglichen Irrthum ausſchloß. So etwas könne man nur in der Jugend und mit Eingebung ſchreiben; jetzt ſtaune er ſein Werk, beſon-
ders das vierte Buch, wie das eines ganz andern Menſchen an.

Und warum ſollte er nicht? Es blieb ihm für alle Zeiten der
ſprechende Beweis einer Kraftentwicklung, wie ihm ſpäter keine mehr
gelungen iſt. Sein Leben lang ſchoßen die Gedanken an dieſen Kern
nur von Außen an, den Umfang vergrößernd, an den Axen und Win-
keln des Kryſtalls Nichts ändernd. Wir können das Produkt eines Künſt-
lers und einer Werkſtätte, wie die biographiſche Skizze Schopenhauers
ſie zeichnet, unbeſehens als ein außerordentliches annehmen, wenn es
bei längerer praktiſcher Prüfung auch, gleich wie der Künſtler ſelber, an
den Mängeln ſeiner Vorzüge leiden ſollte. Daß aber Schopenhauer
davon bis zum Fanatismus entzückt war, iſt ganz in der Ordnung und
bei ſeiner hohen Reizempfänglichkeit verzeihlig: es war das Einzige in
der Welt, was er wahrhaft liebte, und in welchem er ſich ſelber liebte.
Umfangen doch Mütter ihre leiblichen Kinder mit einer naturgeſetzlichen
Inbrunſt, wie ſollte Schopenhauer ſein geiſtiges Kind nicht doppelt
inbrünſtig lieben, da er Vater und Mutter zugleich deſſelben war. Nachdem er ſein Buch dem Verleger Brockhaus überſchickt hatte eilte er,
ohne den Druck abzuwarten, nach Italien, mit dem ſtolzen Glauben, der
Welt eine Offenbarung geſchenkt zu haben ***).

Nach all dem Mitgetheilten glaube ich nicht zu irren, wenn ich
in dem vierjährigen Gährungsprozeße ſeines Denkens in Dresden den

---

*) Parerga II. § 30.
**) Auch Hegel ſoll (nach Gwinner l. c. p. 87) in Selbſtvergötterung
gemacht haben, da er ſeine Vorleſungen über Logik mit den Worten begann:
„Ich möchte mit Chriſtus ſagen: ich lehre die Wahrheit und bin die Wahrheit."
***) Anhang Nr. 11.

Anfang des Stadium incrementi zum Größenwahn erblicke. Die Schwin-
gungen in seinem Seelenorgane dauerten, dem Gesetze von Erhaltung
der Kraft zufolge, noch fort, wie eine angeschlagene große Glocke noch
Zeit braucht, um auszutönen. Daher kam es denn, daß in dem „sinne-
berauschenden Venedig die Zauberarme der Liebe ihn lange umstrickt
hielten, bis die innere Stimme ihm gebot, sich loszureißen, und weiter
zu wandeln". — „Daher in Rom und Neapel als erregendes Centrum
eines bald größeren, bald kleineren Kreises von jungen Engländern Theil
nahm an allen Exzentricitäten desselben, und nicht bloß das Schöne,
sondern auch die Schönen im vollen Zügen genoß". Dabei verließen
ihn weder die Pygmalionische Hoffnung, sein Werk werde Leben und Be-
wegung vor der staunenden Welt erlangen *), noch seine Menschenverachtung, die er in sein Reisetagebuch mit den Worten niederlegt:
„Wenn ich nur die Illusion loswerden könnte, daß Kröten- und Ottern-
Gezücht für meines gleichen anzusehen: dann wäre mir geholfen!"
Selbst die „verfluchte Angst" folgte ihm in den herrlichen Süden, denn
in Verona ergriff ihn die fixe Idee, vergifteten Schnupftaback genommen zu haben, — und Neapel verließ er plötzlich eines Morgens aus
Furcht, von den natürlichen Blattern ergriffen zu werden.

Dieses Auf- und Niederwogen der Seelenstimmung Schopenhauers unter dem Wollust athmenden Himmel Italiens, der schon
manches Gehirn versengt und vernichtet hat, müssen wir im Auge behalten, um den erschütternden Eindruck zu begreifen, welchen jetzt grade
die Nachricht vom Bankrotte des Danziger Banquierhauses auf ihn machte.
Sie traf den empfindlichsten Punkt seiner Lebensanschauung: das Ge-
spenst drückender Armuth mit allen Entbehrungen und Mühsalen trat
vor seine Seele; dem Ideale, nicht von, sonder für die Philosophie
leben zu dürfen, — sollte er entsagen!

Er verließ Italien und eilte nach Deutschland, um seine Existenz
zu sichern. Als den einzigen Beruf, welcher seinen Neigungen und bis-
herigen Beschäftigungen entsprechen konnte, sah er das Dociren an; aber
wo? Er entschied sich für Berlin und zog im Frühling 1820 dahin.
Damit betrat er eine Laufbahn, auf welcher er seine Leistungen noch
nicht geprüft hatte, wo er einen consequenten Kampf um's Daseyn seiner Person und seiner Philosophie durchführen sollte. Das liebte er
aber gar nicht, dazu fehlte ihm der Muth, nämlich „der Muth des
Mameluken", und die Schmiegsamkeit, nämlich „der Lumpe". Eine
Reihe von Widerwärtigkeiten für ihn begann. Bei seiner eingeborenen
Selbstüberschätzung verletze es ihn tief, daß weder sein Werk Aufsehn

---

*) Anhang Nr. 12.

erregte, noch seine Vorträge über Philosophie Beifall einernbleten. Er
hatte es aber auch unklug angefangen, indem er den Ochsen bei den
Hörnern anfassen wollte. In seiner lateinisch gehaltenen Probe-Vorle-
sung hatte er auf Sophisten angespielt, die nach Kant, invita Minerva,
mit großem Geräusche und in barbarischer dunkler Rede zuerst die
Denkkraft ihrer Zeit ermübel, dann vom Studium der Philosophie ab-
geschreckt, und diese in Mißkredit gebracht hätten. Die Anspielungen auf
Fichte, Hegel, Schleiermacher mißfielen den Zuhörern, wie den
Professoren, welche die Zielscheiben seiner Pfeile waren. Der Nachsatz:
es sey indeß nicht zu befürchten, daß nicht wiederum ein Rächer erstehe,
der, mit besserer Kraft ausgerüstet, die Philosophie in alle ihre Ehren
restituiren werde, zog nicht, denn alle Welt hezelte noch gewaltig. Nach
der mit wenig Erfolg gekrönten Einleitung kam es nicht einmal zum
ausgeführten Vortrage seines Systems *). Mag seyn, daß seine Vorträge, die er ablas, gar zu concis waren, nicht genug leeres Stroh
enthielten, welches die Aufmerksamkeit weniger in Anspruch nimmt —
kurz als Docent machte er fiasco.

Mit verbissenem Grolle ließ er seinem Spotte auf die besoldeten
Philosophieprofessoren freien Lauf, steigerte dabei immer mehr seine
eigne gereizte Stimmung, die ihn nicht selten in Widerwärtigkeiten und
Händel verwickelte **). Allmälig witterte ihn Alles in Berlin an.
Klima und Lebensweise sagten ihm nicht zu; man lebe dort wie auf
einem Schiffe: alles sey rar, theuer, schwer zu haben, die Comestibeln
ausgetrocknet und dürr; die Spitzbübereien und Betrügereien jeder Art
dagegen ärger als im Lande, wo die Citronen blühen. „Sie legen nicht
nur uns selber die lästigste Behutsamkeit auf, sondern bewirken oft,
daß, die uns nicht kennen, einen Verdacht gegen uns hegen, den wir
uns nicht träumen lassen, und uns eigentlich als filous behandeln, bis
es zur fatalen Explosion komme"; nur mit weniger Menschen der aristo-
cratischen Kreise wäre es auszuhalten — sie widersprachen ihm nicht!

Im Frühling 1822 floh er wieder in den ihm lieb gewordenen
Süden Was er dort trieb, wie er sich befand, wissen wir nicht. Im
Mai 1823 finden wir ihn in Trient, in München; im Mai 1824
in Gastein, wo er wahrscheinlich eine Badekur brauchte; darauf ging
er wieder nach Dresden. Sein ganzes Wesen muß wohl an einer
Unstätigkeit gekränkelt haben, denn in Dresden warf er sich auf das

---

*) Gwinner l. c. 61. Frauenstaedt hat jedoch in seinen Manuskripten
mehrere Einleitungen zu verschiedenen Theilen seiner Vorträge gefunden.

**) Anhang Nr. 13.

Studium des David Hume, projectirte eine Uebersetzung desselben, schrieb schon eine Vorrede dazu, allein weiter kam er nicht.

Endlich nahm er einen erneuten Anlauf, um in Berlin zu lesen. Hier angekommen habe alle Welt, wie er selber schrieb, ihn wunderbar verändert gefunden, — der natürliche Trieb zur Geselligkeit, die Lust sich mitzutheilen, das gefühlte Bedürfniß zu erlangender Erfahrung habe dem Ekel an den Menschen weichen müssen, denn nichts als elende Wichte von beschränktem Kopfe, schlechtem Herzen, niedrigem Sinne habe er gefunden: Goethe, Fernow, allenfalls F. A. Wolff ausgenommen. In einer Welt, wo wenigstens fünf Sechstel Schurken und Narren und Dummköpfe seyen, müßte für Jeden des letzten Sechstels, und zwar um so mehr, je weiter er von Andern abstehe, die Basis seines Lebenssystems Zurückgezogenheit seyn. Wenn man nicht ein Spiel in der Hand jedes Buben und der Spott jedes Narren seyn wollte, so sey die erste Regel: zugeknöpft! Was ein Mensch, wie Er fühle und denke, habe keine Ähnlichkeit mit dem, was jene dächten und fühlten!

Wir unterlassen es, noch mehr aus dem 6. Kapitel der Gwinnerschen Biographie hier mitzutheilen, denn dieses genügt, um den schon recht kranken Seelenzustand Schopenhauer's bei seiner Rückkehr nach Berlin anzuzeigen. Gwinner muß diesen Zustand doch wohl aus Schopenhauers Erzählungen, und vielleicht aus dessen Tagebuche εἰς ἑαυτόν — was zu vernichten ihm befohlen worden war — erkannt haben; das Wort: Seelenkrankheit, das jedem Seelenarzte bei solcher Beschreibung auf der Zunge schweben wird, — scheint er absichtlich zu vermeiden. Uns kann durch die richtige Bezeichnung des Uebels der Kranke nicht verächtlich werden, wir interessiren uns nun erst recht für ihn, und hoffen, daß die medicinische Jury mir auf halbem Wege schon entgegengekommen ist, den von Philosophen und Theologen aus mittelalterlicher Schule zum Scheiterhaufen verurtheilten Mann zu retten.

Auch sein zweiter Versuch, in Berlin als Docent der Philosophie Anerkennung zu finden, mißlang. Die Unabhängigkeit seiner äußern Lage — denn er hatte nicht soviel verloren, als er anfangs befürchtete — machte es ihm leicht, schmollend und grollend seine Ausfälle gegen „Philosophaster und derley dummes Gesindel" in seine Collectaneen zu schreiben und die Faust gegen seine Feinde in der Tasche zu ballen. Dabei blieb er aber doch sechs volle Jahre in Berlin „gänzlich unvermögend, sich seiner Natur widerstrebenden Personen und Verhältnissen anzubequemen". Was trieb er während dieser langen Zeit? Er warf sich auf Allotria, auf das Spanische, war nicht im Stande, in Verkehr mit Gelehrten zu treten, welche alle er über die Schulter ansah z. B.

Al. v. Humboldt, bei dem er nur scientia gefunden, wo er sapientia gesucht habe. Daß man ihn jedoch daselbst mitunter für einen närrischen Kauz gehalten haben mag, scheint uns aus einer Zusammenkunft mit Seebeck hervorzugehen, welche er nach seiner Anschauung erzählt, — wir aber wohl anders deuten müssen. Als Schopenhauer den Ueber-setzer von Goethes Farbenlehre Sir. Ch. Eastlake auch zur Ueber-setzung seiner Abhandlung über das Sehen ermuthigen wollte, schrieb er demselben (1840): „Ich sehe, ich muß Ihren Muth ein wenig aufrichten, indem ich der Autorität Autorität entgegen stelle. Nun wohl, mein Herr, was ich ihnen jetzt mittheilen werde, bezeuge ich bei meiner Ehre, bei meinem Gewissen und bei meinem Eide als reine Wahrheit. Im Jahre 1830, als ich im Begriff war, dieselbe Abhandlung, welche deutsch diesen Brief begleitet, lateinisch herauszugeben, ging ich zu Dr. Seebeck an der Berliner Akademie, der allgemein für den ersten Physiker Deutschlands gilt; er ist der Entdecker der Thermo-Elektricität und ver-schiedener physikalischer Wahrheiten Ich befragte ihn um seine Meinung über die Streitsache zwischen Goethe und Newton: er war außer-ordentlich vorsichtig, ließ mich versprechen, daß ich Nichts von dem, was er sage, drucken und veröffentlichen würde, und zuletzt, nachdem ich ihn hart in's Gedränge gebracht hatte, gestand er, daß Goethe in der That vollkommen Recht und Newton Unrecht habe, aber daß es seine Sache nicht sey, der Welt das zu sagen. „Er starb seitdem, der alte Feigling" *). Wir zweifeln nicht im mindesten an der Wahr-haftigkeit des erzählten Vorgangs, nehmen die ganze Geschichte aber als ein Beispiel, wie die subjektive Auffassung Schopenhauers entweder aus Seebeck's Äußerung etwas ganz anderes gemacht habe, als was Seebeck meinte, oder noch wahrscheinlicher, daß der berühmte Physi-ker, dem seine Zeit zu kostbar war, um einen Mohren weiß zu waschen, dem drängenden Vertheidiger einer physischen Absurdität nachgegeben habe, um ihn loszuwerden. Seit dem Brieflein seiner Mutter (Siehe oben pg. 12) waren 13 Jahre hingegangen, in denen Schopen-hauer's sämmtliche Untugenden *) nicht ab-, sondern zugenommen hatten; und da mag sein „leidiges Disputiren, sein Festhalten an bi-zarren Urtheilen, die wie Orakelsprüche von ihm ausgesprochen wurden, ohne daß man etwas dagegen einwenden durfte", zu einem Grade ge-stiegen seyn, daß der Akademiker gelangweilt wurde. Inmitten der Ge-sellschaft gelehrter Männer stand er ungekannt, vereinsamt da, oftmals geärgert von der Anrede Reisender: „Sind Sie ein Sohn der berühm-ten Johanna Schopenhauer?" Das waren nicht mehr Nadel-, sondem Dolchstiche in das Herz des Verfassers von dem ignorirten „Welt als Wille etc."

Nachdem die Saiten auf seiner „Lyra des Geistes" — er brauchte diesen Vergleich: die Objekte sind für den Geist nur Das, was das Plektron für die Lyra — nachdem die Saiten während des Stadium incrementi in Berlin bis auf diesen Grad angespannt waren, brauchte es nur eines unversehenen Schlages mit dem Plektron, um die eine oder andere zerreißen zu machen. Zu Anfang 1831 zog die epidemische Cholera zum erstenmale als Weltepidemie von Osten nach Westen über Europa. Unleugbar übte ihr erstes Auftreten auf die Menschen einen vernichtenden Eindruck. In allen Ländern und Städten, wo die Seuche eintraf, fanden Unruhen unter der niedern Bevölkerung, ja Mord und Todtschlag, Statt, Aerzte und Polizisten kamen aus Rand und Band, die Zahl der Irrsinnigen stieg in den Irrenhäusern um mehrere Prozente; (dasselbe wiederholte sich bei der zweiten großen Cholera-Invasion im Jahre 1848). Das war das Plektron, dessen unvorhergesehener Schlag auch Schopenhauer's Lyra des Geistes traf: seine Krankheit trat in das

Stadium der Acme, der Crisis.

Schon in der Neujahrsnacht von 1830 auf 1831 hatte er einen Traum, den er für eine Prophezeihung nahm, daß er im Laufe des beginnenden Jahres sterben werde. „Dieser Traum", so schrieb er in seinen Cogitata, „trug viel dazu bei, mich zu bewegen, beim Eintritt der Cholera 1831 Berlin zu verlassen. Gleich nach meiner Ankunft in Frankfurt a. M. hatte ich eine vollkommen deutliche Geistererscheinung: es waren (wie ich glaube) meine Eltern, und deutete an, daß ich jetzt die damals noch lebende Mutter überleben würde; der schon todte Vater trug ein Licht in der Hand" *).

Wir übergehen die Spekulationen, durch welche Schopenhauer später seine Träume, das Tischrücken, das Geisterklopfen **) u. s. w. als einen Beweis des Hereinragens der übernatürlichen Welt in die natürliche rechtfertigen wollte, — und nehmen jene Träume für Symptome eines faktisch eingetretenen Risses irgend einer der Saiten seiner Geistes-Lyra — oder um prosaisch zu reden: einer ausgebrochenen materiellen Hirnaffektion; denn kaum angelangt in Frankfurt a. M. erkrankte er alsobald ganz ernstlich: „er verfiel in die düsterste Stimmung, so daß er Wochen lang keinen Menschen sprach". Gwinner

---

*) Memorabilien pg. 452.
**) Anfang Nr. 15.

sucht auch diesen Zustand zu bemänteln, als sey er die Folge nach dem Verluste der reichen Subsidien und Zerstreuungen, deren sein intellectuelles und geselliges Leben bis dahin genossen hatte?... Dazu sey die nicht mehr zweifelhafte gänzliche Verdunkelung des Werkes gekommen, mit dem er die Zeitgenossen vergebens beschenkt habe, ferner die verfehlte akademische Laufbahn. Diese aetiologischen Momente nehmen auch wir als solche an, — aber die Aerzte müssen doch ein tieferes Leiden erkannt haben, denn sie rietheu dringend zu einer Veränderung des Wohnortes. Schopenhauer ging nach Mannheim, blieb dort über ein Jahr, kehrte 1833 nach Frankfurt a. M. zurück, um es nicht mehr zu verlassen. Die Periode der Acme, für welche wir diese Krankheit in Mannheim halten, umfaßt nur zwei Jahre, allein genug Zeit, um, wenn irgend welche pathologische Prozesse in seinem Körper der dumpfen Melancholie, der Seelenangst, der Misanthropie zu Grunde lagen, Residuen nachzulassen, denen während der ersten 12 Jahre seines Frankfurter Aufenthaltes sich die Organisation nur mühsam accommodiren konnte; denn während dieser Zeit der sehr langsamen, und dennoch unvollkommenen Genesung erreicht Schopenhauer „den höchsten Grad der Absonderung“ mitten unter den „Shopkeepern und Moneymakers und den Doctoren der vortrefflichen Stadt“, wie Gwinner sich ausdrückt. Vierzehn Jahre waren seit dem Erscheinen seines Buches „Welt als Wille und Vorstellung“ verflossen — seine Sehnsucht nach Anerkennung war unerfüllt geblieben. Wie deprimirend für eine des Lobes bedürftige Seele, welche täglich durch den Aerger, daß die andern „Philosophaster, Hegel, Schleiermacher und dergleichen Gesindel“ am philosophischen Firmamente als Sterne erster Größe glänzten, gepeinigt wurde, welche nichts als Intrigue, absichtlich unter den „Herren vom philosophischen Gewerbe“ verabredetes „Ignoriren und Secretiren“ seines Werkes vermuthete: — eine fixe Idee, gleich wie der Wahn, von aller Welt zur Tödtung durch Gift auserkoren zu seyn? Das war eines der hartnäckigsten Residuen abnormer Gehirnfunctionen bei Schopenhauer, woran sich denn alle die andern heteroplastischen Wucherungen ansetzten, welche unangenehm den Leser seiner spätern Schriften berühren, aber eben als Objekte der pathologischen Psychologie nicht vor das Tribunal der Ethik gezogen werden sollten. Im Jahre 1835 erschien von ihm das kleine Buch „Ueber den Willen der Natur, eine Erörterung der Bestätigungen, welche die Philosophie des Verfassers, seit ihrem Auftreten, durch die empirischen Wissenschaften erhalten hat.“ In der ersten Auflage mag es noch mehr Spuren einer nicht ganz verwundenen Geisteschwäche des Verfassers an sich getragen haben, da es selbst in der 19 Jahre spätern Umarbeitung diese noch zeigt,

aber deutlicher durch seine dreisteren Schmähungen gegen die, „seine
Lehre lobschweigenwollenden Neider" den Character von Schreibereien
documentirt, welche wir von Irren besitzen, deren Phrasen immer wieder um den einen Punkt ihrer firen Ideen sich drehen. Daß dabei alles Andere, was dem kranken Fleck im Gehirne nicht entspringt,
ganz gescheit seyn kann, ist bekannt; und so tragen Schopenhauer's
Abhandlungen über die Grundprobleme der Ethik, welche er 1840 zur
Beantwortung zweier von den Akademien zu Drontheim und zu
Kopenhagen gegebener Preisaufgaben abfaßte, wiederum den Stem-
pel gekräftigter geistigen Funktionen an sich; doch immer haut er über
die Schnur, wo seine Betrachtungen irgend wie die Philosophieprofessoren und judaischen Deisten berühren, oder wo die Rede von seiner eignen Offenbarung ist. Ganz rabiat wurde er aber, daß die Kopenhag-
ner Akademie seine Abhandlung nicht krönte. 1844 gab er den zweiten Theil seines Hauptwerkes heraus, eine Zusammenstellung aller im
Laufe von 24 Jahren angehäuften Ergänzungen zum ersten Theile,
welche, chronologisch bezeichnet, eine interessante Concordanz mit seinem
jeweiligen Gemühszustande abgeben würden. Nicht weniger interessant
für den Arzt ist aber auch zu bemerken, wie die regulatorische Thätigkeit seines eigentlich musterhaft angelegten Organismus im Stande war,
seine aufgeregten Lebensgeister in ein ruhigeres Geleise zu bringen,
immer jedoch mit Ausnahme der firen Idee von den secretirenden und
seine Philosophie nicht begreifenden Philosophastern, und seiner eignen
Unfehlbarkeit. Den Eintritt in das Stadium relativer Reconvaleszenz
müssen wir von dem Momente an datiren, wo endlich nach dreißigjäh-
rigem Warten und vergeblichem Hoffen sein Name in den Mund der
Laien gerieth und durch Julius Frauenstaedt's Aufsatz im Jahre
1848: „Stimmen über Arthur Schopenhauer" in Deutschland Etwas wie von einer Schopenhauerschen Philosophie ruchbar wurde.
Frauenstaedt ist somit in der That ein wahrer Arzt seiner kranken
Seele geworden. Seine Melancholie und Misanthropie traten mehr in
den Hintergrund, er wünschte sogar, daß man in der Anzeige einer
englischen Beurtheilung seiner Werke das Wort Misanthrope nicht
brauche. Die seit dem December 1847 mit Frauenstaedt begonnene
Correspondenz *) bietet einen merkwürdigen Beleg zu der Art, wie der
Grundzug seines Characters, die Selbstüberhebung, befreit von der
Last niederdrückenden „Ignorirens und Secretirens der Philosophieprofessoren" und aufgemuntert durch Frauenstaedt's und Lindner's
„seiner Jünger, seiner Apostel, seiner Evangelisten" literärische Betrieb-

*) Memorabilien pg. 473—714.

famkeit, sich freier zu regen und mit Kampfluft zu äußern begann.
Schon bei der Aufforderung an Brockhaus, mit dem 2. Bande des,
„Welt als Wille" auch den 1. Band wieder aufzulegen, hatte er ihm
geschrieben: „der erste Band war, wie ich ihn im 30. Jahre hervorbringen konnte, wo zwar die Kraft und die Gedanken da sind, aber
diese noch nicht durchgearbeitet und durch den Stoff eines reichen Wif-
sens hervorgehoben sind, als welches Alles eine Lebenszeit erfordert.
Auch habe ich jetzt mich viel unumwundener und entschiedener aus-
sprechen können, als im 1. Theil, Theils weil die Zeit in dieser Hin-
sicht freier geworden ist, Theils weil mir das erreichte Alter und die
mehr gesicherte Unabhängigkeit größere Festigkeit und Entschiedenheit
erlaubt". *) Jetzt versah er die neuen Auflagen seiner Schriften mit
Vorreden, welche alle in seinen Collectaneen während der vorhergegan-
genen Jahre deponirte Galle enthielten, jetzt schob er in den Text an
jeder Stelle, wo die Rede von Philosophieprofessoren ist, die gröbsten
Ausfälle auf „ihre Verleugnung der Wahrheit um des lieben Brodes,
um der Dienstbeförderung Willen" ein. Wie Residuen überwundener
Krankheiten manchmal in Verhärtungen übergehen, so verhielt es sich
mit den Residuen nach Schopenhauer's Seelenkrankheit. Daß diese
in seinen gesellschaftlichen Umgebungen, wohl auch von seinen Freunden,
als solche nicht bezeichnet wurden, darf uns nicht befremden. „Hier und
da, wenn ihn am Wirthstische das Bedürfniß der Unterhaltung fortriß",
sagt Gwinner l. c. pg. 66, „staunte ihn wohl ein müßiger Diplomat,
oder ein beschaulich gewordener Banquier oder ein durchreisender Engländer an, hob auch wohl einen Brocken auf, den er fallen ließ; sobald
er sich aber in den Philosophenmantel hüllte, zogen sie sich degoutirt
zurück und suchten auf gute Art loszukommen; denn es begann leicht ein
unciviles summarisches Verfahren, dessen Endresultat in seinen Mienen
deutlich zu lesen stand. Konnte er sich nämlich eines Menschen, dessen
er überdrüssig war, nicht anders entledigen, so benutzte er die erste beste
Kleinigkeit, sich mit ihm zu überwerfen; denn er dachte, es sey besser,
sich dem Vorwurf der Grobheit auszusetzen, als am Ende noch „die
Zeche bezahlen" zu müssen" **).

So ward Schopenhauer allmälig als Sehenswürdigkeit Frankfurt's a. M. berühmt oder berüchtigt — mochte er an der Wirths-
tafel sitzen, oder eilenden Schrittes gesticulirend und laut mit sich selbst
sprechend durch die Straßen der Stadt hinstürmen. Solche Äußerlich-
keiten haben im gewöhnlichen Umgange keine andre Bedeutung, als den

---

*) Memorabilien pg. 79.
**) Anhang Nr. 16.

damit Behafteten für ein „Original", für einen „Sonderling" zu halten; in der pathologischen Psychologie gelten sie aber mit als Zeichen
einer krankhaften Functionirung des Seelenorgans.

Etwa drei Jahre vor seinem am 21 September 1860 erfolgten
Tode schien es, daß seine mächtige Innervationsbatterie, das Gehirn,
an Kraftentwickelung abzunehmen beginne. Es erwies sich wenigstens
zeitweise als unzureichend, zur Unterhaltung der Herzthätigkeit bei der
Zirkulation des Blutes durch die Lungen. Ihn überraschte nämlich einmal eine Ohnmacht bei Tische, ohne jedoch weitere Störung in seinem
Befinden nachzulassen. Im Frühling 1860 überfielen ihn eines Tages,
als er vom Mittagstische rasch, wie immer, nach Hause ging, plötzlich
Athmungsbeschwerden und Herzklopfen. Diese Symptome wiederholten
sich im halben Sommer, wenn er seine Spaziergänge machte. Das waren vorübergehende Hemmungen des Blutumlaufs durch die Lungen,
wenn die Spannkräfte des Herzens während des schnellen Gehens ihren
Dienst versagten. Im August trat solch' ein Zufall schon gleich nach
dem Aufstehen aus dem Bette ein, wobei Schopenhauer sich ent-
färbte und zu ersticken schien. Anfangs September wiederholte sich ein
ähnlicher Anfall. Nach zehn Tagen trat wieder ein solcher ein, begleitet
von aussetzendem Herzschlagen. Auf dem Sopha sitzend unterhielt er sich
jedoch mit lauter Stimme über das Neueste in Politik und Literatur
mit seinem Freunde Gwinner. „Es wäre doch erbärmlich, wenn ich
jetzt sterben sollte", sagte er „ich habe den Parergen noch wichtige
Zusätze zu geben". Zum Abschiede ward er wärmer und weicher als
jemals: „Es wird mir nur eine Wohlthat seyn, zum absoluten Nichts
(zu Nirwana) zu gelangen; aber der Tod eröffnet leider keine Aus-
sicht darauf. Allein es gehe wie es wolle, ich habe zum wenigsten ein
reines intellectuelles Gewissen."

Am nächsten Morgen, nach dem Aufstehen, fiel er im heftigen
Brustkrampfe, der sich eingestellt hatte, zu Boden, fühlte sich jedoch den
ganzen Tag über frei.

Am darauf folgenden Morgen war er aufgestanden, setzte sich in
seinen Sopha und ließ sich das Frühstück auftragen. Als die Magd
nach einiger Zeit wieder in's Zimmer trat, lag Schopenhauer todt,
auf den Rücken gelehnt, in der Ecke des Sopha's vor dem noch unbe-
rührten Frühstücke sitzend.

So endete ein Lungenschlag sein Leben, und ersparte ihm die
jammervolle Inscenirung der Abnahme seiner Geisteskräfte bis zum
Blödsinne, mit welchem sein Onkel Friedrich auf die Welt getreten,
seine Großmutter Renata von der Welt geschieden war.

Wenn die medizinische Jury, der ich mein Gutachten über

Dr. Arthur Schopenhauer verlege, meiner Auffassung seines leiblichen und seelischen Lebenslaufes beistimmt, so hoffe ich, daß man alle seine geistigen Ausschreitungen, welche seine Ankläger als „fanatisches Selbstlob, als wahrhaft häßliche Gemüthsstimmung, als nichtsachtenden Ehrgeiz, als Menschenverachtung, als Lieblosigkeit, Gemeinheit, Rohheit, als fanatische Propaganda gegen occidentalische Bildung, Gesittung und Religiosität" zu eben soviel Verbrechen gestempelt haben, eine mildere Beurtheilung erfahren werden, so wie auch, daß sein philosophisches System, vom medicinischen Standpunkte aus beleuchtet, erst ganz richtig zu betrachten ist.

Anhang.

Nr. 1. zu Seite 2.

Franz Hoffmann in Froschammers Athenäum B. II. 119. 139. J. R. Wirth in Zeitschrift f. Philosophie und phil. Kritik B. XLII. 300. Karl Gutzkow Unterhaltungen am häuslichen Heerd. 1862 Nr. 13. 14. Julian Schmidt Geschichte der Deutschen Literatur Bd. 3.

Rosenkranz (in Epilegomena zu „Wissenschaft der logischen Ideen" bemerkt richtig: „War Schopenhauer's Spekulation auch eine krankhafte, so war sie doch Spekulation und entsprach einer weitverbreiteten Zeit- Stimmung der Ernüchterung, Enttäuschung und des innersten Widerspruchs mit den laufenden Zuständen. Sie verabsolutirte den Pessimismus". (Aus Frauenstaedt Memorabilien S. 324.)

Nr. 2. zu Seite 5.

In der Broschüre „Schopenhauer und seine Freunde" führt Gwinner mehrere dergleichen an, z. B. aus einer Recension der Memorabilien in der Süddeutschen Zeitung 1863. Nr. 109: „Die Nachsicht, mit welcher man bisher die Philosophie und den Character des Mannes um seiner großen Begabung willen zu beurtheilen geneigt war, muß jetzt aufhören. Was diese Nachsicht schon beim Lesen der Werke Schopenhauer's sehr erschwerte, fand sich dort wenigstens durch Bände vertheilt; hier aber steht es auf einem Haufen beisammen".

Nr. 3 zu Seite 5.

Namen der Gemessenen.	Ohrwir-belbreite.	Mittel-haupt-breite.		Augen-breite.		Stirn-breite.		Hinter-haupt-breite.		Durch-messer von Nasenwur-zel zum Hinter-haupte.	
	Pariser Zoll	Lin.	Pariser Zoll	Lin.	Pariser Zoll	Lin.	Pariser Zoll	Lin.	Pariser Zoll	Lin.	Pariser Zoll	Lin.
Schopenhauer.	8	6	6	4	5	0	5	5	5	4	7	5
Kant	6	1,5	5	10	4	3	4	10	4	2	7	0
Talleyrand . .	5	8	5	7	4	2	4	9	4	0	7	1
Napoleon I. .	5	7	5	8	4	6	4	5	—	—		
Schiller	5	6	5	10	4	2	4	8	4	0	6	11

Die peripherischen Maße an Schopenhauer's Schädel:
Bogen von d. Nasenwurzel bis zum Hinterhauptshöcker 370 Millimeter
   , über der Ohrenbreite . . . . 330 ,
   , des Hinterhauptes von Ohr zu Ohr . . . . 260 ,
   , des Vorderhauptes von Ohr zu Ohr . . . . 330 ,
Querumfang des ganzen Kopfes. . . . . 600 ,

Nr. 4. zu Seite 7.

Johanna Schopenhauer war der leibhafte Abdruck ihrer Mutter an Körper und Geist. Als sie an der Seite ihres sehr gebildeten
Gatten auf Reisen und im Umgange mit ausgezeichneten Män-
nern und Frauen ihre Anlagen entwickelt hatte, zeigte sich eine einneh-
mende Grazie in ihrer Erscheinung, aber allmälig auch eine gewisse
Selbstüberschätzung ihrer Vorzüge, welche mitunter bis zum Hochmuth
stieg. Ludwig Feuerbach machte 1815 ihre Bekanntschaft in Carls-
bad und notirt: „eine reiche Wittwe; macht von der Gelehrsamkeit Pro-
fession. Schriftstellerin. Schwatzt viel und gut, verständig; ohne Gemüth
und Seele. Selbstgefällig, nach Beifall haschend und stets sich selbst
belächelnd". Arthur Schopenhauer fand diese Skizze sehr naturge-
treu.

Nr. 5. zu Seite 8.

„Sie war hoch, schmalschultrig, mit stark vortretenden blauen Augen,
vollem, weichem, braunem Haare, glänzend weißen, hinter der kurzen
Oberlippe leicht sichtbaren Zähnen. Sie besaß eine ungemein seelenvolle,

3

weiche Stimme und entzückte in ihrer Jugend durch ihren Liedervor-
trag. Sie war geistvoll, schrieb vortrefflich, zeichnete, malte und schnitzte.
Sie bildete den angeborenen Kunstsinn unter Goethe's eifriger Leitung und im Verkehr mit den Koryphäen der neuesten Kunst bis zu
einer hohen Stufe aus. Ihre Urtheilskraft schätzte Goethe so hoch,
daß er sich über Bücher aller Art, die ihm zugeschickt waren, von ihr
Bericht erstatten ließ. Sie war ein hochedles, liebevolles Wesen, clas-
sisch, human gebildet, frei von nationalen, religiösen und socialen Vor-
urtheilen. Sie hing besonders in jüngern Jahren mit inniger Liebe an
dem Bruder — dessen Misanthropie auch sie nicht immer verschonte.
Gwinner l. c. pg. 37.

Nr. 6. zu Seite 14.

„Mögen immerhin Hegelianer und ähnliche Ignoranten von einer
Kant-Fichte schen Philosophie reden: es giebt eine Kantische Philosophie und eine Fichte sche Windbeutelei — das ist der wahre Sach-
verhalt." Schopenh. in „Ueber den Willen in der Natur." Lpzg. 1867
pg. 83.

„Fichte hat durch Uebertreibung des Kantischen Pflicht-soll's zum
moralischen Fatalismus, durch seine windbeutelnde Superlativa, durch
Extravaganzen, und den, unter der Larve des Tiefsinn's auftretenden
Unsinn seiner „Grundlage der gesammten Wissenschaftslehre. Berlin
1810" erst recht gezeigt, daß das deutsche philosophirende Publikum wie
die Kinder sich von den mystifizirenden Philosophieprofessoren bei der
Nase herumführen läßt". Schopenh. in Grundprobleme der Ethik.
Lpzg. 1860 pg. 183.

„Windbeutel habe ich Schelling und Fichte genannt. Denn wenn
Einer seine Dogmen durch schlechte Inductionen, falsche Schlüsse, un-
richtige Hypothesen und dergleichen zu Tage gefördert hat, so sagt man:
„er irrt". Aber wenn er behauptet, seine Dogmen unmittelbar anzu-
schauen, auf einem, nur ihm und seinen Adepten zugänglichen Wege,
dann sagt man: er ist ein Windbeutel". Schopenh. in Möktpt zitirt
von Frauenstaedt Memorabil. pg. 979.

„Fichte hat wirklich eine große Entdeckung gemacht, die der Nial-
serie der Deutschen, vermöge welcher, wenn ihnen Einer, keck baaren
Unsinn vorschwatzt., sie, aus Furcht, ihr Verständniß zu kompromittiren,
bodenlosen Tiefsinn darin finden und den Inhalt loben, wodurch sich
ein philosophischer Ruf trotz dem besten bei ihnen begründet, der, einmal etablirt, sehr lange dauert, bis ein denkender Kopf einmal die
Akten revidirt." Memorabilien pg. 372.

Nr. 7. zu Seite 15.

Wie sehr Schopenh. von der Nothwendigkeit naturwissenschaftlicher Studien durchdrungen war, daran könnten sich alle, die sich „Männer der Wissenschaft" nennen, ein Beispiel nehmen. „Philosophie ist der Gipfel der Wissenschaft" — schreibt er in einem Briefe an Frauenstaedt am 2. October 1852 — „um davon mitzusprechen, muß man daher schon auf der Universität den ganzen Kursus sämmtlicher Naturwissenschaften ernstlich durchgemacht haben und sie dann das ganze Leben hindurch im Auge behalten. Nur dann weiß man wirklich, wovon überall die Rede ist, sonst nicht. So hab' ich es gemacht, habe meine Anatomie bei Hempel und Langenbeck eifrig durchgemacht, sodann über die Anatomie des Gehirn's allein ein eigenes Colloquium bei Rosenthal im anatomischen Theater der Pepinière in Berlin gehört, habe 3 mal Chemie, 3mal Physik, 2mal Zoologie, vergleichende Anatomie, Mineralogie, Botanik, Physiologie, allgemeine ditto, Geognosie, Astronomie u. s. w. gehört, dann mein ganzes Leben hindurch die Fortschritte aller dieser Wissenschaften beobachtet und die Hauptwerke, besonders der Franzosen und Engländer, studirt. Darum kann ich mitreden, und hab's mit Ehren gethan". Eine Aufzählung aller andern Fächer, welche er in Göttingen und Berlin zu hören für gut befunden hatte, über welche 6 voluminöse Kollegienhefte mit kritischen Randglossen in Frauenstaedt's Händen sind, befindet sich Memorabilien pg. 232.

Nr. 8. zu Seite 15.

Gwinner theilt unter andern folgende Anekdote mit (l. c. pg. 35) „Bei Ueberreichung der Dissertation „die vierfache Wurzel etc." an seine Mutter sagte diese scherzend: das sey wohl etwas für Apotheker. Er fuhr auf: man wird es noch lesen, wenn von Deinen Schriften kaum mehr ein Exemplar in einer Rumpelkammer stecken wird!" Sie aber antwortete: „von den Deinigen wird die ganze Auflage noch zu haben seyn!" — und traf ihn dadurch mitten in's Herz seiner eitlen Selbstüberhebung, denn schon bildete er sich ein, der erste Philosoph des 19. Jahrhunderts zu seyn.

Nr. 9. zu Seite 15.

Wie sehr er von der Idee der Nothwendigkeit einer durchaus unabhängigen Stellung in der Welt durchdrungen war, das beweist die Widmung an seinen Vater, welche er zu dreien verschiedenen Zeiten,

3*

1821, 1828, 1832 niedergeschrieben hatte, um die zweite Auflage seines Hauptwerkes damit zu schmücken. Er hat sie aber nicht drucken
lassen. Frauenstaedt theilt sie in den Memorabilien mit.
„Dedication der zweiten Ausgabe, den Manen meines Vaters, des
Kaufmanns Heinrich Floris Schopenhauer. Edler wohlthätiger Geist!
dem ich Alles danke, was ich bin. Deine
waltende Vorsorge hat mich geschirmt und getragen, nicht bloß durch
die hülflose Kindheit und unbedachtsame Jugend, sondern auch in's
Mannesalter und bis auf den heutigen Tag. Denn indem du einen
Sohn, wie ich bin, in die Welt setztest, sorgtest Du zugleich dafür,
daß er auch als ein solcher in einer Welt, wie diese ist, bestehen und
sich entwickeln konnte. Und ohne diese Deine Fürsorge wäre ich hundert
Mal zu Grunde gegangen. Meinem Geiste war die Richtung zu der
ihm allein angemessenen Beschäftigung zu entschieden eingepflanzt, als
daß ich hätte seiner Natur Gewalt anthun, und ihn dahin bändigen
können, daß er unbekümmert um das Daseyn überhaupt, und nur für
das Daseyn meiner Person wirksam, das tägliche Brod herbeizuschaffen
sich zur einzigen Aufgabe hätte machen können. Du scheinst auch auf
diesen Fall bedacht gewesen zu seyn, und dabei vorhergesehen zu haben,
daß er eben nicht geeignet seyn möchte, die Erde zu ackern oder sonst
durch ein mechanisches Gewerbe seine Kräfte zur Sicherung seiner Sub-
sistenz zu verwenden, und scheinst vorhergesehen zu haben, daß Dein
Sohn, Du stolzer Republikaner, nicht das Talent würde haben können,
wetteifernd mit mediocre und rampant, vor Ministern und Räthen,
Mäcenen und ihren Rathgebern zu kriechen, um ein sauer abzuverdie-
nendes Stück Brod erst niederträchtig zu erbetteln; oder der sich blä-
henden Mittelmäßigkeit zu schmeicheln und demüthig sich dem Lobprei-
senden Gefolge scharlatanischer Pfuscher anzuschließen; daß er vielmehr
als Dein Sohn auch mit Deinem verehrten Voltaire denken würde:
nous n'avons que deux jours à vivre; il ne vaut pas la peine de
les passer à ramper devant les coquins méprisables. Daher weihe
ich Dir mein Werk, und rufe Dir im Grabe den Dank nach, den ich
einzig Dir und keinem Andern schuldig bin. Nam Caesar nullus nobis
haec otia fecit!

Nr. 10. zu Seite 20.

„Dr. Schopenhauer" — so schrieb Goethe an Schulz — „ist
ein bedeutender Kopf, den ich selbst veranlaßte, weil er eine Zeitlang
sich in Weimar aufhielt, meine Farbenlehre zu ergreifen, damit wir in
unsern Unterredungen irgend einen quasi realen Grund und Gegenstand hätten, worüber wir uns besprächen, da ich in der intellectuellen

Welt ohne eine solche Vermittelung gar nicht wandeln kann, es müßte denn auf poetischem Wege seyn, wo es sich ohnehin von selbst gibt. Nun ist dieser junge Mann, von meinem Standpunkte ausgehend, mein Gegner geworden. Zur Mittelstimmung dieser Differenz habe ich wohl die Formel gefunden, doch bleiben solche Dinge immer schwer zu ent-wickeln" (Gwinner l. c. 42). Hätte Goethe Einblick erhalten in die spätern schriftstellerischen und brieflichen Merkmale der Geistesrichtung Schopenhauer's; hätte er ein wenig an seine eigne Mißstimmung über „des jungen Mannes" Auflehnen gegen seine Autorität gedacht, so wäre ihm das Motiv sowohl der Anziehung wie der Abstoßung zwi-schen sich und Schopenhauer klar geworden: erst geschmeicheltes, dann beleidigtes Selbstgefühl.

Nr. 11. zu Seite 22.

„Ueber mich kann man wohl in die Breite, aber nicht in der Tiefe hinaus. Meine Philosophie ist innerhalb der Schranken der menschlichen Erkenntniß überhaupt die wirkliche Lösung des Räthsels der Welt. In diesem Sinne kann sie eine Offenbarung heißen. Inspi-rirt ist solche vom Geiste der Wahrheit: sogar sind im vierten Buche einige Paragraphen, die man als vom heiligen Geiste eingegeben an-sehen könnte. In meiner Jugend, als ich die erste Auflage der „Welt als Wille und Vorstellung" vollendet hatte, wollte ich mir eine Sphinx, die sich in den Abgrund stürzt, auf mein Petschaft stechen lassen, denn ich war überzeugt, das Räthsel der Welt gelöst zu haben". 1852 in Senilia geschrieben. Memorabilien 155.

Nr. 12. zu Seite 23.

Diese Hoffnung drückte er in folgenden Versen — die er später unverschämte Verse nannte, aus:

> Aus langgehegten tiefgefühlten Schmerzen
> Wand sich's empor aus meinem innern Herzen.
> Es festzuhalten hab' ich lang gerungen:
> Doch weiß ich, daß zuletzt es mir gelungen,
> Mögt euch drum wie ihr wollt gebährden:
> Des Werkes Leben könnt ihr nicht gefährden.
> Aufhalten könnt' ihr's, nimmermehr vernichten:
> Ein Denkmal wird die Nachwelt mir errichten.
>
> Parerga II.

Nr. 13 zu Seite 24.

So warf er z. B. im Jahre 1821 eine Bekannte seiner Hauswir-thin zur Thüre hinaus, wobei sie auf den rechten Arm fiel und arbeits-unfähig geworden seyn wollte. Es kam zum Prozeß — er ward ver-urtheilt, die Person lebenslänglich zu alimentiren.

Nr. 14. zu Seite 26.

Nicht zu den Untugenden, aber wohl zu den leiblich begründeten Beschwerden müssen wir seine immer zunehmende Bauchangst rechnen, von der wir schon früher gesprochen haben. Diese erreichte einen bedenklichen Grad, was zur Begründung einer ärztlichen Diagnose berücksichtigt werden muß. Entstand in der Nacht Lärm, so fuhr er im Bette auf und griff nach Degen und Pistolen, die er beständig geladen hatte. Seine Werthsachen hielt er sorglich versteckt, und gab im Testamente lateinische Anweisung, wo sie sich befänden. Keine Aufzeichnung, die sein Vermögen und seine häusliche Oekonomie betraf, vertraute er der Landessprache an; bei wichtigen Geschäftsnotizen bediente er sich des Lateinischen und Griechischen. Um sich vor Dieben zu schützen, wählte er täuschende Aufschriften, Werthpapiere als arcana medica, Zinscoupons verwahrte er in alten Briefen und Notenheften, sein Gold unter dem Tintenfasse im Schreibpulte. Nie vertraute er sich dem Scheermesser eines Barbiers an. Stets führte er einen ledernen Becher bei sich um beim Wassertrinken in öffentlichen Lokalen nicht der Ansteckung preisgegeben zu seyn. Die Spitzen und Köpfe seiner Tabackspfeifen nahm er nach jedesmaligem Gebrauche unter Verschluß. In Vertragsverhältnissen fürchtete er in der Regel betrogen zu werden." Gwinner 112.

Nr. 15. zu Seite 27.

Seit 1844 machte er Studien über Somnambulismus, Geistersehen und damit verwandte Erscheinungen, Behufs einer metaphysischen Erklärung derselben. Er vertiefte sich ganz in mystische Träumereien, wurde enthusiastischer Anhänger Justinus Kerners, des Tischrückens, des Geisterklopfens und Geistersehens. S. Memorabilien 144. An Lindner schrieb er: "Meine Philosophie wird an dem Tischrücken einen rechten Triumf erleben. Ich bin nämlich überzeugt, daß die hierin wirkende Kraft keinesweges Elektrizität, sondern der Wille ist, der sich hier in seiner magischen Eigenschaft, d. h. ganz unmittelbar auf fremde Körper, wie sonst nur auf den eignen Leib wirkend erzeigt."

Nr. 16. zu Seite 30.

Das auffallendste Beispiel eines solchen unciviln, summarischen Verfahrens liefert die Art, wie er den Mann behandelte, welchen ich als seinen wahrhaften Seelenarzt bezeichnet habe, und dem er nicht nur das köstliche Gefühl von Genesung nach einer schweren Krankheit, sondern auch am meisten das verdankte, daß seine Philosophie und seine Werke

auf den Gelehrten- und den Bücher-Markt kamen. In dem Betragen
gegen Julius Frauenstaedt erscheint ein ganz neuer Charakterzug, von
dem in seinen frühern Lebensperioden keine Spur sich gezeigt: ein großer Undank. Die Sache verhält sich nämlich so:

Frauenstaedt hatte bei Gelegenheit der Bearbeitung einer, von
der philosophischen Fakultät zu Berlin im Jahre 1836 gestellten Preis-
aufgabe: „über das Verhältniß der Psychologie zur Metaphysik" zufäl-
lig das Schopenhauer'sche Buch „Welt als Wille etc." in der Kö-
niglichen Bibliothek entdeckt. Man kann wohl sagen: entdeckt, denn in
den philosophischen Kollegien war Schopenhauer's nie mit einer
Sylbe erwähnt worden. Auch war das auf vergilbtem schmutzig grauem
Papier gedruckte Buch mit 17jährigem Staube bedeckt: ein Zeichen, daß
es seit seinem Erscheinen von Niemanden gelesen worden war. Frauenstaedt kam gleich nach der ersten Lectüre zu der Ueberzeugung „daß
die „Welt als Wille und Vorstellung" doch eine Philosophie höherer
Art sey, als die Hegel'sche, und daß man aus zehn Zeilen von Schopenhauer mehr lernen könne, als aus zehn Bänder von Hegel. Als
Mitarbeiter der Hallischen Jahrbücher hatte Frauenstaedt wiederholt
die Aufmerksamkeit auf Schopenhauer gelenkt, und unter anderm schon
1841 in einem Artikel gesagt: der geniale, tiefsinnige Schopenhauer sey ignorirt, dessen Philosophie so manchem Katheberphilosophen
ein Licht anzünden könnte, vor dem sein ganzes bisheriges Wissen er-
bleichen müßte. Als Frauenstaedt im Jahre 1846 Schopenhauer's
persönliche Bekanntschaft in Frankfurt a. M. machen wollte und ihn
besuchte, fand sich, daß der ignorirte Philosoph durch Lesung jenes Ar-
tikels sich dem Verfasser zu Dank verpflichtet fühlte; denn von seiner
eben erschienenen zweiten Auflage seines Werkes hatte er dem persönlich
ihm unbekannten Frauenstaedt ein Exemplar per Post zugeschickt.
Die also eingeleitete Bekanntschaft spann sich nun durch einen Brief-
wechsel fort, indem Frauenstaedt aus Berlin den einsamen Philosophen eifrigst mit allen Zeitungsartikeln, Broschüren, Notizen und dergl.
bekannt machte, auch selber unablässig fortfuhr, die literärische Welt auf
des „genialen Philosophen" Lehrsystem aufmerksam zu machen: eine
Art Reclame, welche Schopenhauer natürlich nicht mit Geld, sondern mit schmeichelnden Briefen bezahlte. Vom December 1847 bis
October 1856 lieferte Schopenhauer deren 82 Stück, welche in den
Memorabilien 237 Zeilen einnehmen. Was man auch über die Publi-
kation derselben sagen möge, so haben sie doch Interesse und Werth im
Bezug auf Zeichnung des Schopenhauerschen Naturell's, wie auf
Erklärung mancher dunklen Stellen in seinen Schriften. Unleugbar wa-
ren durch Frauenstaedt und Lindner, von dem ich unten auch noch

Einiges anführen werde, Schopenhauer's Actien außerordentlich gestiegen. Man sieht es den Briefen an, daß in dem Maaße, wie Schopenhauer's Ruf im Steigen war, die Wärme des Styles abnimmt. Als Frauenstaedt, der Mehreres über seine Philosophie publicirt hatte, sich ein paar mal unterfing, des alten Herrn Eitelkeit nicht gehörig zu kitzeln, sondern etwas auszusetzen hatte an dessen „Verneinung des Willens zum Leben": da schrieb er ihm einmal (Juli 1855): „Sie hätten von mir wohl in einem höhern Tone reden können, statt mich einigermaßen mit Helmholtz zu parallelisiren. Sagen „er und ich ständen auf demselben Boden" — ist wie sagen, der Montblanc und ein Maulwurfshaufen neben ihm ständen auf demselben Boden. Ueberhaupt sollten Sie nie vergessen, daß Ihr Hauptverdienst um Philosophie und Literatur, welches bleiben, vielleicht selbst Ihren Namen perpetuiren wird, dies ist, daß Sie zuerst, mit großem Nachdruck und seltener Beharrlichkeit, meiner Philosophie Eingang verschafft haben, — was Dorguth, vor Ihnen, vergeblich versucht hat. Sie haben dadurch nicht bloß um mich, sondern um die Generation sich verdient gemacht. Das sollten Sie festhalten und nie aus dem Character fallen, dem eines treuen Evangelisten. Toleranz ist keine Aposteltugend und darf es nicht seyn."

Das andremal (31 October 1856) brach er aber die Correspondenz mit folgendem Sermone ab: „Sie nennen den Jürgen Bona Meyer einen gescheuten jungen Mann — ich aber sage Ihnen, daß er ein platter Geselle ist. Schämen müssen Sie sich, von einem solchen Burschen gelobt zu seyn, weil Sie mit ihm in ein Horn gestoßen haben. Sie gelten jetzt als mein erster Schüler, mein Haupt-Evangelist, — und werden einst Ruhm davon erndten: aber irrlichteriren Sie nicht hin und her!

> Geh' er nur grad, in's Teufels Namen
> Sonst blas' ich ihm sein Flackerleben aus!

Ich will, daß Sie mir Ehre machen und nicht das Gegentheil: möge es nie dahin kommen, daß ich sagen müßte, was Voltaire dem Spinoza in den Mund legt: j'ai des plats écoliers et de mauvais critiques. Jedoch noch mein ernstlicher Rath, daß Sie jetzt einmal wieder meine Preisschrift über das Fundament der Moral wie auch das 4. Buch der „Welt als Wille" durchlesen, als eine Ihnen sehr nöthige medicina mentis; und als Nachkur zu dieser medicina mentis die zweite Auflage der Theologia deutsch.“

Indeß blieb Schopenhauer trotz des Freundschaftsbruchs sich doch bewußt, daß kein Anderer als Frauenstaedt nach seinem Tode seine Philosophie vertreten könne, daher vermachte er ihm testamentarisch alle Werke und Schriften Kants aus seiner Bibliothek, Kants Büste, seine Brustnadel mit Smaragd, so wie auch das Verlagsrecht zu allen ferneren Auflagen aller seiner Werke; ferner alle eignen mit Papier durchschossenen Werke, seine wissenschaftlichen Manuskripte, woraus Frauenstaedt die vielen Zusätze zu den neuen Auflagen geschöpft hat. So eben ist das „Schopenhauer-Lexicon" in 2 Bänden (Lpzg. Brockhaus 1871) von Frauenstaedt erschienen, was nun gar des so lange totgeschwiegenen Philosophen Gedanken dem Publikum mundgerecht vorträgt.

Die Freundschaft mit Lindner, Mitredacteuren der Vossischen Zeitung in Berlin entspann sich 1852 gleichfalls in Folge gegenseitigen Kitzelns der Eitelkeit. Lindner wünschte in seiner Zeitung für ihn Reclame zu machen. Darauf Schopenhauer (17 April 1853): „Wenn es Ihnen Ernst damit ist, in Ihren Artikeln auf meine Philosophie zurückzukommen, wie Sie ja vermelden, nun so ist eben jetzt dazu eine Gelegenheit ohne Gleichen: nämlich das Tischrücken, an welchem meine Philosophie einen rechten Triumph erleben wird." etc.

Nun wusch eine Hand die andere! Lindner stöberte aus allen Zeitungen Artikel auf, in welchen Schopenhauer's Name vorkam, schickte ihm solche in Abschrift oder Ausschnitten zu — und Schopenhauer ertheilte ihm die Titel: „Freund" und „Doctor indefatigabilis." In Briefen hieß es: „Meine Philosophie hat so eben (1853) den Fuß in England gesetzt — Sie wären grade der Mann, dem deutschen Publiko davon zu erzählen." — „Das ist eine rechte Herzstärkung im Alter junge Freunde zu finden, welche an Theilnahme und Eifer die ehemaligen alten, weggestorbenen übertreffen; aber unter allen sind Sie der alerteste, indem Sie meine Wünsche erfüllen, ja ihnen entgegenkommen, ehe ich es nur gedacht habe." „Die englischen Hülfstruppen sind uns sehr gelegen gekommen: aber was würden sie in Deutschland leisten ohne Ihren Resonanzboden? Eine Zeitung wie die Ihrige giebt erst die rechte Publicität." „Es sollte mich freuen, wenn Sie, vortrefflicher Apostel, Mittel und Wege fänden, den deutschen ein Ausführliches über jenen englischen Artikel mitzutheilen." — „Von Allem, was über mich geschrieben worden, ist das Beste Ihre wenigen Aufsätze in Ihrer Zeitung." — „Nachdem die Hundsfötter 35 Jahre meine Geburt erstickt, mein Zurweltkommen verhindert haben, ich aber jetzt dennoch zur Welt gekommen bin, möchten sie mich nunmehr geschwind todtschlagen, für todt, ja für ein Fossil der Vorwelt ausgeben. Sind das Schufte?! Aber wartet! Ich werde euch noch zeigen, daß ich nicht todt bin!" Die Correspondenz mit Lindner dauerte bis zum Tode Schopenhauers fort.

Auf Lindners Theil im Testamente Schopenhauer's waren eine Uhrkette mit Schlüssel und zwei Petitschaften von Geld vermacht.

1871 hat Dr. David Asher Arthur Schopenhauer's Briefe, die er von ihm in den Jahren 1855—1860 empfangen, in einer zweiten Auflage herausgegeben, wohl hauptsächlich um gegen den wegwerfenden Titel „das neue Apöstelchen in Leipzig" — den ihm Schopenhauer in einem Briefe an Frauenstaedt gegeben, zu reclamiren. Zwölf Tage nachdem Schopenhauer mit seinem groben Briefe Frauenstaedt verabschiedet hatte, fing er an, den Dr. Asher welcher ihm sein „Offenes Sendschreiben an Dr. Arthur Schopenhauer", Leipzig 1855 zugeschickt hatte, freundlich zu kitzeln: „Vor allen Dingen will ich ihnen noch nachträglich die Versicherung geben, daß, so Viele auch schon über meine Philosophie geschrieben haben, noch Keiner das eigentliche Grundverdienst derselben so deutlich und bestimmt hervorgehoben hat, wie Sie in Ihrem Aufsatze über meine „Musik." (Bezieht sich auf Dr. Asher's Aufsatz in Brendel's „Anregungen für Kunst etc. Bd. 1.) Schopenhauer wollte ihn in Frauenstaedts Amt einsetzen, doch ja alles mitzutheilen, was über ihn gedruckt werde, — und gelegentlich eine Lanze zu Ehren seiner Philosophie zu brechen. So hatte z. B. Professor Weisse in Leipzig einen Tadel gegen Schopenh. ausgesprochen, was von Dr. Asher in einer Kritik übersehen worden war: „Fänden Sie Gelegenheit, ihm Dies irgendwo noch nachträglich einzureiben und Spanischen Pfeffer darauf zu streuen; so würde mich das sehr freuen." Dr. Asher kitzelte wohl den alten Philosophen durch Gratulations-Gedichte zum Geburtstage, durch belobigende Mittheilungen; aber im Juli 1857 schrieb er ihm unpolitischer Weise von einer „wichtigen und interessanten Entdeckung", daß Schopenh. in dem berühmten Dichter und Philosophen Salomon Ibn Gebirol einen Vorgänger gefunden habe. Der freundliche Briefstyl erkaltet: — „mir ist alles Hebräische und Islamitische eigentlich antipathisch." Doch fordert er ihn später auf, seine Werke in's Englische zu übersetzen, weil er Englisch, wie kein anderer Deutscher, verstehe — und für die Revue Germanique eine gewünschte luminöse Darstellung seiner Philosophie zu schreiben, sie zahle 200 Francs Honorar „Herr Doctor, also hübsch keine Mühe und Studien gespart, goldenes Geld, goldne Waare!" Im Juli 1858 findet Schopenhauer, daß Dr. Asher in seinen Kritiken und Antikritiken „voll Rücksichten, Vorsichten, Nachsichten und wohl auch Aussichten und Absichten sey, und wohl gar jenen Menschen Bücklinge machen würde. Hier bedarf es aber eines Mannes, der mit Voltaire sagt: point de politique en littérature: dire la verité et s'immoler.

Dies ist nicht Ihre Sache, wie ich sehe. Also werther Herr Dr., überlassen Sie das Recensiren des Seibel einem Andern: vielleicht findet
sich Einer, der Haare auf den Zähnen hat. Knock the rascal down!
(hau ihn!) ist nicht ihre Sache. In einem Briefe April 1859 erhebt
Schopenhauer den bescheidenen Dr. Asher in seiner Anrede dennoch
zum Range eines „activen Apostels" — und das war wohl des Pu-
dels Kern bei Mittheilung der Briefe, in welchen, nach des Herausge-
bers eignem Geständniß, es sich wohl kaum um mehr handelte, als daß
es Schopenhauer dabei blos um die Befriedigung seiner Eitelkeit zu
thun war, da sie voll sind von Schmähungen anderer und vom Lobe
seiner selbst, und die Bitte, ihm nur ja alles, was über ihn geschrieben,
mitzutheilen, mit der Stetigkeit eines Refrains in ihnen sich wiederholt.

Im Codicill zu seinem Testamente vom 4. Februar 1859 hatte
Schopenhauer den Dr. Asher mit seiner goldnen Brille nebst Bronze-
futteral bedacht.

Zu seinem Universalerben hatte er den in Berlin errichteten Fonds
zur Unterstützung der in den Aufruhr- und Empörungs-kämpfen der
Jahre 1848 und 1849 für Aufrechthaltung und Herstellung der gesetz-
lichen Ordnung in Deutschland invalide gewordenen preussischen Solda-
ten, wie auch der Hinterbliebenen solcher, die in jenen Kämpfen gefal-
len sind, eingesetzt.

An Dr. Gwinner vermachte er seine Bibliothek; an die Frankfurter Stadtbibliothek gewisse bezeichnete Daguerrotypen, die ihn dar-
stellen; dem Dr. C. G. Bähr in Dresden seine goldne Uhr, dem Ma-
ler Lentcschütz in Frankfurt die elfenbeinerne Büste seines Urgroß-
vaters und das Porträt seiner Mutter in Pastell. Seine Haushälterin
hat er anerkennend und freigebig bedacht, und selbst für seinen Pudel
hat er angemessen gesorgt. (Aus Frauenstaedts Arthur Schopenhauer Lichtstrahlen aus seinen Werken. Lpzg. 1867. XXVI.)

www.ingramcontent.com/pod-product-compliance
Lightning Source LLC
Chambersburg PA
CBHW022028190326
41519CB00010B/1629